DATA BOOK OF CEREBROSPINAL FLUID

株式会社 新興医学出版社

Data Book of Cerebrospinal Fluid

Supervised by
Hidehiro MIZUSAWA

Written by
Kiyobumi OTA & Shoichiro ISHIHARA

© First edition, 2017 published by
SHINKOH IGAKU SHUPPAN CO. LTD., TOKYO.
Printed & bound in Japan

監修にあたって

このたび，JAとりで総合医療センター神経内科の太田浄文博士と石原正一郎博士より「髄液検査データブック」の監修の依頼があり，大変嬉しくすぐにお引き受けした。まずは，著者の前書きにあるように，髄液検査は重要かつ有用でもっと活用されるべきであるにもかかわらず，測定項目の基準値がわからないために，十分に威力を発揮していないと思われることである。すなわち，大きなニーズがありその発刊が待たれていたということである。もう一点は，太田博士，石原博士ともに，東京医科歯科大学大学院の脳神経病態学（神経内科）にて，同じファミリー（教室）の一員として，苦楽を共にしたからであり，本書の刊行に心よりのお祝いと敬意を表する次第である。2人とも学生，研修医，医員として直接多くの患者さんを担当し，何百回も髄液検査を行ったことと思う。まさに，実際に経験した者でないとわからない，かゆいところに手が届く書きぶりとなっている。

本書は，12章から成り立っているがそれらは大きく2つに大別される。すなわち総論（第1, 2, 3章）と各論（第4～12章）である。総論は，まず第1章で，髄液検査の仕方，手技について説明している。検体の取り扱いについても言及があることは嬉しい。基本的な体位，位置決め，消毒法などは他書にあるので省いたと説明されているが，本書1冊で全て理解できるように，改訂版では是非にイラストや写真もつけてわかりやすい説明を期待したい。第2, 3章が本書の肝であり，まず各種の髄液検査の基準値とカットオフ値がリストになっていて，現在，一般診療で利用可能なほぼ全ての項目が網羅されている。その後，各項目について簡潔で明瞭な説明がなされていて，詳細が知りたいときはリストに加えて解説を読むことで理解が深まる。また巻末に特殊検査の依頼先のリスト，さらに和文・欧文の索引が充実していることもたいへんに有用である。

各論は，髄液検査がよく行われる順に，神経感染症，神経免疫疾患，神経変性疾患，末梢神経疾患，脳腫瘍，内科疾患・代謝性疾患，

脳血管障害，脊髄・脊椎疾患，その他の疾患と9章に区分されている。神経感染症では，塗抹や培養による病原体の同定，抗原・抗体検査のほか，最近増えてきているゲノム検査についてもアップデートな説明がある。また，随所に囲み記事がありトピックやさまざまなノウハウが記載されている。神経免疫疾患は，従来からの多発性硬化症，Behçet病などに加えて，最近増加している，抗NMDA受容体抗体など，さまざまな自己抗体を伴う脳炎・脳症についてもきちんと対応している。願わくば，傍腫瘍症候群に関する自己抗体のリストがあると便利だと思われる。神経変性疾患の多くは異常蛋白の蓄積を伴い，髄液検査は有用であるがあまり知られていない。Alzheimer's病ではその有用性は確立しており，もっと活用されることが望ましい。例えば，Lewy小体型認知症にはアミロイドβ蛋白の蓄積も伴うが，その程度の評価など病態の解析にも活用可能である。認知症とパーキンソン症候群の鑑別診断のリストが囲み記事に載っているのは大変有用である。末梢神経障害ではGuillain-Barré症候群などの免疫性疾患が中心である。脳腫瘍は細胞診を含む概説の後，とくに重要な個別疾患について説明がされている。ミトコンドリア病は内科疾患・代謝性疾患の章で説明されている。その他，脳血管障害，脊髄・脊椎疾患，その他の疾患と続く。

　本書は，今，患者さんを受け持っている研修医や神経内科，脳外科，内科の諸先生にすぐに役立つ実際的な書籍である，また指導医以上の方々にも知識の整理にはとても有用であり，座右の1冊としてお勧めしたい。最後に，本書が，多くの先生方，メディカルスタッフ，そして患者さんにとって役立つことを祈念する次第である。

2017年8月

　　　　　　　　　　　　　　国立精神・神経医療研究センター
　　　　　　　　　　　　　　　　　　　　　　　水澤英洋

序

　髄液検査は神経疾患診療において必須の検査であり，特に中枢神経感染症や炎症性疾患で重要な役割を果たしている。脳，脊髄への体液管理は血液脳関門によって厳密に管理される特殊な環境にあり他臓器のように血液検査からでは得られる情報量が少なく，髄液検査のみから得られる情報が多い。特にアルツハイマー病やプリオン病などの中枢神経に限局した疾患では一般血液検査は正常であり髄液検査が唯一の診断の参考であることもある。

　近年の画像診断技術の発展により PET 検査でアルツハイマー病診断に応用されるアミロイドイメージングやタウオパチーのタウイメージングを利用することで脳の病理所見を反映した画像所見が得られることも確かだが，そのような特殊な画像装置を持つ施設は極わずかで患者数の多さを考えると診断技術として一般化するのは現実的ではない。アルツハイマー病の髄液検査所見は研究が進んでおりアミロイド蛋白，タウ蛋白の測定により実際の脳病理を反映した結果が得られ，それらは PET 検査と遜色ない感度，特異度を持つようになっている。一般臨床では PET 検査は行えないが髄液検査は特別な条件なく行えるため髄液検査の持つ診断能力の重要性は神経感染症だけでなく変性疾患でももっと重要視されてもよいと思う。

　髄液検査は血液検査と比べて侵襲度が高いために多数の正常検体で基準値を出すことが難しく教科書を見ても細胞数，蛋白，糖などの一般的なものはすぐに基準値が見つけられるが特殊項目に関しては記載がない場合が多い。邦文，英文の各種雑誌を見ても，特殊検査項目はある疾患で上昇する，あるいは低下するという記載はあるものの，そもそもの基準値が明確に記載されてないことが多く検査結果の評価ができないこともしばしばある。そのために検査ごとに膨大な文献検索をして探してくる手間がかかり臨床医の時間と労力が費やされている。筆者らもその検索に何百時間を費やしてきた。

本書では髄液検査項目と疾患とに項目を分けて特殊な検査項目の基準値を文献を元に示し，疾患毎では何を調べるべきかをわかりやすくかつ簡単に理解できるように解説した。

　本書が臨床医の時間と労力を軽減し日々の診療に役立つことを希望する。

2017年8月

著者を代表して
太田浄文

CONTENTS

1 手技，検体取り扱いの注意事項 ……… 14

腰椎穿刺一般 ……… 14
合併症 ……… 14
検体取り扱い ……… 15

2 髄液検査基準値，カットオフ値一覧表 ……… 18

3 髄液検査項目解説 ……… 29

髄液圧 ……… 29
外観 ……… 29
細胞数 ……… 30
細胞形態 ……… 30
蛋白 ……… 30
糖 ……… 32
Q ALB（quotient albumin），ALB Index ……… 32
IgG, IgA, IgM, IgE ……… 32
CD4/8 比 ……… 33
銅 ……… 33
LDH ……… 33
CK ……… 33
$\beta2$ ミクログロブリン（$\beta2$MG） ……… 34
β-D グルカン ……… 34
ADA ……… 34
ミエリン塩基性蛋白（MBP） ……… 34
オリゴクロナール IgG バンド（OCB） ……… 35
乳酸，ピルビン酸 ……… 35
総ホモシステイン ……… 35
IL-6 ……… 36
IL-10 ……… 36
sIL-2R ……… 36
VEGF ……… 37
CEA（癌胎児性抗原） ……… 37
総タウ蛋白（t-tau） ……… 37
リン酸化タウ蛋白（p-tau） ……… 38
アミロイド β（Aβ） ……… 38
NSE ……… 38
14-3-3 蛋白 ……… 39
ネオプテリン ……… 39
アンジオテンシン変換酵素（ACE） ……… 39
リゾチーム ……… 40
オレキシン（ヒポクレチン 1） ……… 40
鉄（Fe） ……… 40
フェリチン ……… 40
トランスフェリン ……… 41

HVA, MHPG, 5-HIAA 41	TPO 抗体, 抗サイログロブリン抗体 43
抗 NMDA 受容体抗体 41	
抗 GAD 抗体 42	フローサイトメトリー 43

4 神経感染症 53

中枢神経感染症における病原体, ゲノム, 抗原, 抗体検査 53
細菌性髄膜炎 55
結核性髄膜炎 56
真菌感染症 58
ウイルス性髄膜炎・脳炎・脳症一般 60
単純ヘルペスウイルス (HSV) 感染症 60
水痘帯状疱疹ウイルス (VZV) 感染症 61
サイトメガロウイルス (CMV) 感染症 61
EB ウイルス (EBV) 感染症 62
ヒトヘルペス 6 型ウイルス (HHV6) 感染症 62
日本脳炎 64
HIV 感染症 65
HTLV-1 関連脊髄症 (HTLV-1 associated myelopathy : HAM) 66
進行性多巣性白質脳症 (progressive multifocal leukoencephalopathy : PML) 67
亜急性硬化性全脳炎 (subacute sclerosing panencephalitis : SSPE) 68
プリオン病 68
モラレ髄膜炎 (Mollaret meningitis) 69
ベル麻痺 (Bell palsy) 69
ラムゼイーハント症候群 (Ramsay Hunt syndrome) 70
ポリオ 70
狂犬病 70
インフルエンザ脳症 70
ハンセン病 71
破傷風 71
神経梅毒 71
ライム病 73
ワイル病 (レプトスピラ感染症) 73
ツツガムシ病 (リケッチア感染症) 74
トキソプラズマ脳炎 74
脳マラリア 74
アメーバ感染症 75
寄生虫感染症 75

5　神経免疫疾患 ……………………………………………………… 84

- 多発性硬化症（multiple sclerosis：MS） …… 84
- 視神経脊髄炎（neuromyelitis optica：NMO） …… 84
- MOG抗体陽性視神経炎（MOG anti-body positive optic neuritis：MOGON） …… 84
- 急性散在性脳脊髄炎（acute disseminated encephalomyelitis：ADEM） …… 85
- clinically isolated syndrome（CIS） …… 85
- アトピー性脊髄炎 …… 87
- 神経ベーチェット病 …… 87
- 神経スウィート病 …… 87
- 神経サルコイドーシス …… 88
- ループス神経・精神障害 …… 88
- シェーグレン症候群 …… 89
- リウマチ性髄膜炎 …… 89
- 中枢神経系血管炎（central nervous system vasculitis：CNS vasculitis） …… 90
- 可逆性脳血管攣縮症候群 reversible cerebral vasoconstriction syndrome（RCVS） …… 90
- 肥厚性硬膜炎 …… 90
- NMDA受容体脳炎 …… 91
- VGKC複合体抗体陽性脳炎（Morvan症候群） …… 91
- 橋本脳症 …… 91
- GAD抗体陽性小脳失調症，GAD抗体陽性てんかん，GAD抗体陽性辺縁系脳炎 …… 91
- グルテン失調症 …… 91
- アイザックス症候群（Isaacs syndrome） …… 92
- スティッフパーソン症候群（stiff-person syndrome） …… 92
- 原田病（Vogt-Koyanagi-Harada disease） …… 92
- トロサ・ハント症候群（Tolosa-Hunt syndrome） …… 92
- chronic lymphocytic inflammation with pontine perivascular enhancement responsive to steroids（CLIPPERS） …… 93
- ビッカースタッフ型脳幹脳炎（Bickerstaff brainstem encephalitis） …… 94

6　神経変性疾患 ……………………………………………………… 97

- アルツハイマー病（Alzheimer's disease：AD） …… 97
- レビー小体型認知症（dementia with Lewy bodies：DLB） …… 101
- 血管性認知症（vascular dementia：VaD） …… 101
- 前頭側頭型認知症（frontotem-

poral dementia：FTD) 101
正常圧水頭症 101
軽度認知障害（mild cognitive impairment：MCI) 101
嗜銀顆粒性認知症（dementia with grains：DG) 102
神経原線維変化型老年期認知症（senile dementia of the neurofibrillary tangle type：SD-NFT) 102
パーキンソン病（Parkinson's disease：PD) 103
進行性核上性麻痺（progressive supranuclear palsy：PSP），皮質基底核変性症（corticobasal degeneration：CBD，corticobasal syndrome：CBS) 103
脳血管性パーキンソニズム 104
筋萎縮性側索硬化症 104
脊髄小脳変性症 104
ハンチントン病（Huntington's disease) 105
瀬川病 105

7 末梢神経疾患 108

ニューロパチー全般について 108
ギラン・バレー症候群（Guillain-Barré syndrome) 108
慢性炎症性脱髄性多発根ニューロパチー（chronic inflammatory demyelinating polyneuropathy：CIDP) 109
抗 MAG 抗体関連ニューロパチー 109
多巣性運動性ニューロパチー（multifocal motor neuropathy：MMN) 109
非全身性血管炎性ニューロパチー（nonsystemic vasculitic neuropathy) 109
神経痛性筋萎縮症（neuralgic amyotrophy) 109

好酸球性多発血管炎性肉芽腫症（eosinophilic granulomatosis with polyangitis：EGPA, churg-strauss syndrome) 110
クロウ・深瀬症候群（POEMS 症候群) 110
家族性アミロイド多発ニューロパチー（familial amyloid polyneuropathy：FAP) 110
シャルコー・マリー・トゥース病（Charcot-Marie-Tooth disease：CMT) 110
糖尿病性ニューロパチー 110
薬剤性ニューロパチー 110

8 脳腫瘍 ……………………………………………………………… 113

- 脳腫瘍診断一般について …… 113
- 神経膠腫（glioma）………… 113
- 悪性リンパ腫 ………………… 113
- 白血病 ………………………… 114
- 癌性髄膜炎（髄膜癌腫症）…… 114

9 内科疾患，代謝性疾患 …………………………………… 117

- 肝性脳症 ……………………… 117
- 尿毒症性脳症 ………………… 117
- ビタミン B_1 欠乏症 ………… 117
- ビタミン B_{12} 欠乏症 ………… 117
- 低酸素脳症 …………………… 117
- 低血糖脳症 …………………… 118
- 一酸化炭素中毒 ……………… 118
- ウィルソン病（Wilson's disease）……………………… 118
- 副腎白質ジストロフィー …… 118
- reversible posterior leukoencephalopathy syndrome（RPLS）………………… 118
- ファブリー病（Fabry disease）……………………… 118
- ミトコンドリア病（CPEO, MELAS, MERRF, Leigh 脳症, LHON）……………… 119

10 脳血管障害 …………………………………………………… 121

- 脳梗塞 ………………………… 121
- 脳出血 ………………………… 121
- くも膜下出血 ………………… 121
- 脳静脈血栓症 ………………… 121
- アミロイドアンギオパチー … 122
- 脳動静脈奇形 ………………… 122

11 脊髄，脊椎疾患 ……………………………………………… 123

- 脊柱管狭窄症 ………………… 123
- 脊髄空洞症 …………………… 123
- 脊椎硬膜外膿瘍 ……………… 123
- 脊髄梗塞 ……………………… 123
- 放射性脊髄症 ………………… 123

12 その他の疾患 ……………………………………………………… 125

脳表ヘモジデリン沈着症
  …………………………………… 125
筋炎，重症筋無力症，
  筋ジストロフィー ……… 125
ナルコレプシー ………………… 125
てんかん ………………………… 125

うつ病 …………………………… 126
統合失調症 ……………………… 126
脳脊髄液減少症 ………………… 126
片頭痛，筋緊張性頭痛，群発
  頭痛 …………………………… 126
むずむず脚症候群 ……………… 126

APPENDIX：特殊検査項目提出先一覧 ……………………………………… 129
INDEX ……………………………………………………………………………… 130

1. 手技，検体取り扱いの注意事項

腰椎穿刺一般

腰椎穿刺の適応，禁忌，手技手順などについては多くの教科書に書かれているため割愛しここでは簡単にいくつかの注意を述べる。

- 一般臨床ではしばしば髄膜炎疑いとして神経系以外の科の医師から腰椎穿刺適応に関してコンサルテーションがあるが，髄膜炎は見逃してはならない疾患である。つまり何科の医師であれ医師の頭に髄膜炎という鑑別が浮かんだ時点で血小板減少や抗凝固療法中などの事情がない限りは腰椎穿刺の適応と考えるべきである。
- 抗血小板薬内服中の患者でも基本的には内服継続のままで安全に腰椎穿刺が可能である。抗凝固療法中の場合には緊急時を除き，まずはワーファリンを一旦中止しヘパリンへ置換した後にヘパリンを中止してから（筆者は穿刺前後2時間程度）穿刺する。新規経口抗凝固薬の場合には添付文書に従って最終内服から24〜48時間程度あけてから穿刺する。緊急時にはやむを得ず抗凝固療法中のままであっても慎重に腰椎穿刺を行うこともある。
- 教科書によく記載されている『硬膜を貫く感覚』は日常的に腰椎穿刺を行っている麻酔科や神経内科，脳外科，整形外科以外の医師には体得の難しい感覚であり，『硬膜を貫く感覚』はあまり気にしなくてよい。大事なのは少しずつ外筒を進めては内筒を抜いて髄液の流出を確認することである。
- 上手，下手に関係なく術者が変わるだけで簡単に入ることもあるので穿刺困難時には術者を交代することも重要である。実際にベテラン医師が穿刺できなかった患者を研修医が簡単に穿刺してしまうこともある。

合併症

- 腰椎穿刺後頭痛は1〜40％に合併するとされる[1-4]。腰椎穿刺後3日以内に頭痛が発症し立位で悪化，臥位で軽減するものであり，めまい，吐き気，難聴，視覚障害を伴うこともある。腰椎穿刺後

頭痛をひき起こすリスク因子は女性，若年者，やせ型，太い穿刺針である。イメージに反して腰椎穿刺後頭痛の発症率は髄液採取量には関連がない[5,6]。治療は安静，補液，頭痛薬内服だが，重度の頭痛が続く場合にはブラッドパッチが選択されることもある[4]。筆者らは数百回の腰椎穿刺を行っているが幸いにそのような重症の腰椎穿刺後頭痛の経験はない。

- 腰椎穿刺部からの軟部組織感染症や髄膜炎，髄腔内での血腫形成は極めてまれでどちらも発生率は 0.01％以下である[7-10]。
- 腰椎穿刺時に針先が末梢神経に触れて電気が走るようなしびれや痛みはよく見られ，およそ，13％に合併する。そのような痛みが起きた場合には針を少し引き抜いて穿刺方向を変えることで自然に痛みやしびれは消失する。髄液採取を自然滴下でなくシリンジで陰圧をかけて引くと馬尾が引き寄せられて針に触れることでしびれが誘発されることがある。腰椎穿刺の手技によってしびれや痛みが永続的に続くことは極めてまれである。腰椎麻酔と硬膜外麻酔 17,733 例の検討で痛みやしびれが持続したのは 17 例であったと報告されている[11]。
- 髄液採取が終わり外筒を引き抜く際には内筒を再挿入してから内筒と外筒を一緒に引き抜く。この意味は腰椎穿刺後頭痛を減らすこと[12]と髄液採取時に外筒に引き寄せられた馬尾を内筒で押し出すことで抜いた針に馬尾が引っ張られないようにするためである。まれなことだが引っ張られた馬尾が硬膜外に出たと考えられるケースも報告されている[13]。以上より念のために針を抜くときには内筒を再挿入してから外筒と一緒に抜いた方が無難であろう。
- 腰椎穿刺後に 1〜2 時間のベッド上安静の指示は広く臨床で行われているのだが，実際には腰椎穿刺後頭痛の予防にはならないという報告もあり腰椎穿刺後の安静は意味がないかもしれない[14]。

検体取り扱い

- 腰椎穿刺では検体を複数の容器に分けて採取する。最初に採取した検体に多くの細胞が含まれているので traumatic tap でない限りは最初の検体を細胞数，生化学検査に提出して残りを微生物学的検査に提出し，さらに残りの検体は凍結保存する。

- traumatic tapになった場合には髄液が透明になるまで流出させ，透明になった髄液を細胞数や生化学検査に提出する．血液の混入した髄液は培養に提出する．PCRや抗体価は血液の混入した髄液では診断的価値が低下する．
- 検体は採取から1時間以内に提出し細胞数計測を行う．室温に2時間放置すると残存細胞は68％に低下，24時間後には12％に低下するためである[15]．

> **血液混入髄液の髄液細胞補正**[15]
>
> 　髄液に末梢血が混入しtraumatic tapになってしまった場合は髄液が透明になるまで流出させて透明になったものを細胞数算定に回すべきだが，やむなく血液の混入した髄液を使用せざるを得ない場合の髄液中細胞数を推定するための補正式は
>
> 補正後髄液細胞数＝
> 補正前髄液細胞数−（末梢血白血球数×髄液赤血球数/末梢血赤血球数）
>
> である．ただし通常の髄液細胞数が5/μL以下であるのに対して末梢血白血球は4,000〜8,000/μL程度であるためにわずかな末梢血の混入でも影響は大きい．そのため補正後の髄液細胞数の測定誤差も大きくなり信頼性に乏しく現在では補正での評価は行わない施設が増えている．
>
> 　髄液総蛋白は血清総蛋白の1/300〜1/200以下であり血液の混入があると髄液生化学検査のほとんどの測定値は意味をなさないと考えるべきである．血性髄液でも髄液以外では産生されないような蛋白や核酸ならば測定価値はある．

Reference

1) Strupp M, Schueler O, Straube A, et al.: "Atraumatic" Sprotte needle reduces the incidence of post-lumbar puncture headaches. Neurology 2001 ; 57 : 2310-2.
2) Linker G, Mirza N, Manetti G, et al.: Fine-needle, negative-pressure lumbar puncture : a safe technique for collecting CSF. Neurology 2002 ; 59 : 2008-9.
3) Evans RW, Armon C, Frohman EM, et al.: Assessment : prevention of post-lumbar puncture headaches : report of the therapeutics and technology assessment subcommittee of the american academy of neurology. Neurology 2000 ; 55 : 909-14.
4) Boonmak P, Boonmak S : Epidural blood patching for preventing and treating post-dural puncture headache. The Cochrane database of systematic reviews 2010 ; CD001791.
5) Grant R, Condon B, Hart I, et al.: Changes in intracranial CSF volume after lumbar puncture and their relationship to post-LP headache. J Neurol Neurosurg Psychiatry 1991 ; 54 : 440-2.
6) Kuntz KM, Kokmen E, Stevens JC, et al.: Post-lumbar puncture headaches : experience in 501 consecutive procedures. Neurology 1992 ; 42 : 1884-7.
7) Baer ET : Post-dural puncture bacterial meningitis. Anesthesiology 2006 ; 105 : 381-93.
8) van de Beek D, Drake JM, Tunkel AR : Nosocomial bacterial meningitis. N Engl J Med 2010 ; 362 : 146-54.
9) Dakka Y, Warra N, Albadareen RJ, et al.: Headache rate and cost of care following lumbar puncture at a single tertiary care hospital. Neurology 2011 ; 77 : 71-4.
10) Zetterberg H, Tullhog K, Hansson O, et al.: Low incidence of post-lumbar puncture headache in 1,089 consecutive memory clinic patients. Eur Neurol 2010 ; 63 : 326-30.
11) Dahlgren N, Tornebrandt K : Neurological complications after anaesthesia. A follow-up of 18,000 spinal and epidural anaesthetics performed over three years. Acta Anaesthesiol Scand 1995 ; 39 : 872-80.
12) Strupp M, Brandt T, Muller A : Incidence of post-lumbar puncture syndrome reduced by reinserting the stylet ; a randomized prospective study of 600 patients. J Neurol 1998 ; 245 : 589-92.
13) Trupp M : Stylet injury syndrome. JAMA 1977 ; 237 : 2524.
14) Thoennissen J, Herkner H, Lang W, et al.: Does bed rest after cervical or lumbar puncture prevent headache? A systematic review and meta-analysis. CMAJ 2001 ; 165 : 1311-6.
15) 日本臨床衛生検査技師会監：髄液検査技術教本. 丸善出版, 東京, 2015.

〈太田浄文〉

2. 髄液検査基準値, カットオフ値一覧表

項目	正常値, 基準値	文献
圧	70～180 mmH$_2$O	1)
色調	水様透明	
細胞数	<5 個/μL	
蛋白	15～45 mg/dL	2)
糖	血糖値の 60～80%	1)
アルブミン	9～30 mg/dL	2)
Q アルブミン	$<9\times10^{-3}$	3)
IgG	0.5～4 mg/dL	2)
IgG-Index	<0.7	1)
IgG4	0.01～0.33 mg/dL	4)
IgG4-Index	0.25～2.11	
IgA	<0.5 mg/dL	2)
IgA-Index	<0.6	5)
IgM	<0.06 mg/dL	2)
IgM-Index	<0.06	5)
IgE	<6.9 IU/mL	6)
CD4/CD8 比	1.6～2.4	7)
Na	135～150 mEq/L	8-11)
K	2.5～3.0 mEq/L	
Cl	118～128 mEq/L	
Mg	2.59±0.06 mg/dL	8)
Ca	4.36±0.28 mg/dL	
IP	1.08±0.03 mg/dL	9)
銅	21.7±2 ng/mL	12, 13)
セルロプラスミン	6.7±0.3 ng/dL	12)
LDH	<25 U/L	1)
CK	<6 U/L	
β2MG	0.44～1.24 mg/L	
β-D グルカン	<31 pg/mL	14, 15)
ADA	<4 U/L	1)
MBP	<102 pg/mL	
OCB	バンド数 0～1 本	16)
乳酸	13.7～20.5 mg/dL (1.52～2.28 mmol/L)	1)
ピルビン酸	0.63～0.77 mg/dL	
乳酸/ピルビン酸 (L/P) 比	15.4±2.8	17)
グルタミン	8～18 mg/dL	18, 19)
ヒスタミン	333.8±22 pg/mL	20)
総ホモシステイン	72.1±44.5 nmol/L	21, 22)
葉酸	20.4±1.7 nmol/L	22)
IL-6	<4.3 pg/mL	23)

2. 髄液検査基準値，カットオフ値一覧表

項目	正常値，基準値	文献
IL-8	2.21±1.87 pg/mL	24)
IL-10	<4 pg/mL	25, 26)
sIL-2R	<50 U/mL（測定感度以下）	27-29)
VEGF	<10 pg/mL	30, 31)
TNFα	<12.0 pg/mL	32)
CEA	0.22±0.15 ng/mL	33, 34)
HVA	45.5±21 ng/mL	35-40)
5-HIAA	23.9±10.1 ng/mL	
MHPG	8.6±1.84 ng/mL	
総タウ蛋白	<1300 pg/mL（CJD） <400 pg/mL（AD）	41-46)
リン酸化タウ蛋白	<50 pg/mL	42, 45, 46)
Aβ40	6700±2500 pg/mL (1547±577 pmol/L)	43, 47, 48)
Aβ42	>540 pg/mL (>120 pmol/L)	42, 45-49)
Aβ42/Aβ40 比	>0.1	43, 47, 48)
NSE	<35 ng/mL（CJD）	41)
14-3-3 蛋白	陰性	
ネオプテリン	<5 pmol/mL	50, 51)
ACE	<0.5 U/L	52-55)
リゾチーム	0〜0.2 μg/mL	56)
オレキシン	>110 pg/mL	20, 57)
鉄	1〜5 μg/dL	13, 58)
フェリチン	5〜12 ng/mL	58-60)
トランスフェリン	1〜2 μg/dL	58, 61)
抗 HTLV-1 抗体	<4 倍（PA 法） <陰性（CLIA 法） <陰性（WB 法）	1)
抗 NMDA 受容体抗体	陰性	62)
抗 GAD 抗体	測定感度以下	63, 64)
抗 TPO 抗体	測定感度以下	65, 66)
抗サイログロブリン抗体	測定感度以下	
RPR	陰性	67)
VDRL	陰性	
FTA-ABS	陰性	
TPHA	陰性	

Reference

1) 日本臨床衛生検査技師会監：髄液検査技術教本．丸善出版，東京，2015．
2) 髙久史麿監：臨床検査データブック．医学書院，東京，2015．
3) Ziadie M, Wians FH：A Guide to the Interpretation of CSF Indices. Laboratory Medicine 2005；36：558-62.
4) Lu LX, Della-Torre E, Stone JH, et al.：IgG4-related hypertrophic pachymeningitis：clinical features, diagnostic criteria, and treatment. JAMA Neurol 2014；71：785-93.
5) Henriksson A, Kam-Hansen S, Link H：IgM, IgA and IgG producing cells in cerebrospinal fluid and peripheral blood in multiple sclerosis. Clin Exp Immunol 1985；62：176-84.
6) Osoegawa M, Ochi H, Minohara M, et al.：Myelitis with atopic diathesis：a nationwide survey of 79 cases in Japan. J Neurol Sci 2003；209：5-11.
7) Taieb G, Duflos C, Renard D, et al.：Long-term outcomes of CLIPPERS (chronic lymphocytic inflammation with pontine perivascular enhancement responsive to steroids) in a consecutive series of 12 patients. Arch Neurol 2012；69：847-55.
8) Harrington MG, Fonteh AN, Cowan RP, et al.：Cerebrospinal fluid sodium increases in migraine. Headache 2006；46：1128-35.
9) Berle M, Wester KG, Ulvik RJ, et al.：Arachnoid cysts do not contain cerebrospinal fluid：A comparative chemical analysis of arachnoid cyst fluid and cerebrospinal fluid in adults. Cerebrospinal Fluid Res 2010；7：8.
10) 下田雅美，山田晋也，山本勇夫，他：細菌性髄膜炎における乳酸アシドーシス．Neurol Med Chir 1988；28.
11) 土屋寿司郎，埴生知則，出野 秀，他：クモ膜下出血患者の髄液電解質について．医療 1978；32：850-4.
12) 板垣祐輔，三牧孝至，清水一男，他：神経型 Wilson 病の髄液銅の変動と臨床症状．小児科臨床 1989；42：1579-84.
13) Aspli KT, Flaten TP, Roos PM, et al.：Iron and copper in progressive demyelination—New lessons from Skogholt's disease. J Trace Elem Med Biol：organ of the Society for Minerals and Trace Elements (GMS) 2015；31：183-7.
14) Salvatore CM, Chen TK, Toussi SS, et al.：(1→3)-β-d-Glucan in Cerebrospinal Fluid as a Biomarker for Candida and Aspergillus Infections of the Central Nervous System in Pediatric Patients. J Pediatric Infect Dis Soc 2016；5：277-86.
15) Lyons JL, Thakur KT, Lee R, et al.：Utility of measuring (1,3)-β-d-glucan in cerebrospinal fluid for diagnosis of fungal central nervous system infection. J Clin Microbiol 2015；53：319-22.
16) 中島一郎：MS と NMO の血清および脳脊髄液マーカー．Pharma Medica 2013；31：33-6.
17) Yamada K, Toribe Y, Yanagihara K, et al.：Diagnostic accuracy of blood and CSF lactate in identifying children with mitochondrial diseases affecting the central nervous system. Brain Dev 2012；34：92-7.
18) Hourani BT, Hamlin EM, Reynolds TB：Cerebrospinal fluid glutamine as a

measure of hepatic encephalopathy. Arch Intern Med 1971 ; 127 : 1033-6.
19) Plum F : The CSF in hepatic encephalopathy. Exp Biol Med 1971 ; 4 : 34-41.
20) Kanbayashi T, Kodama T, Kondo H, et al. : CSF histamine contents in narcolepsy, idiopathic hypersomnia and obstructive sleep apnea syndrome. Sleep 2009 ; 32 : 181-7.
21) Popp J, Lewczuk P, Linnebank M, et al. : Homocysteine metabolism and cerebrospinal fluid markers for Alzheimer's disease. J Alzheimers Dis 2009 ; 18 : 819-28.
22) Smach MA, Jacob N, Golmard JL, et al. : Folate and homocysteine in the cerebrospinal fluid of patients with Alzheimer's disease or dementia : a case control study. Eur Neurol 2011 ; 65 : 270-8.
23) Hirohata S, Kanai Y, Mitsuo A, et al. : Accuracy of cerebrospinal fluid IL-6 testing for diagnosis of lupus psychosis. A multicenter retrospective study. Clin Rheumatol 2009 ; 28 : 1319-23.
24) Dixit P, Garg RK, Malhotra HS, et al. : Cytokines and matrix metalloproteinases in the cerebrospinal fluid of patients with acute transverse myelitis : an outcome analysis. Inflamm Res 2016 ; 65 : 125-32.
25) Salmaggi A, Eoli M, Corsini E, et al. : Cerebrospinal fluid interleukin-10 levels in primary central nervous system lymphoma : a possible marker of response to treatment? Ann Neurol 2000 ; 47 : 137-8.
26) Nguyen-Them L, Costopoulos M, Tanguy ML, et al. : The CSF IL-10 concentration is an effective diagnostic marker in immunocompetent primary CNS lymphoma and a potential prognostic biomarker in treatment-responsive patients. Eur J Cancer 2016 ; 61 : 69-76.
27) 田中　健, 白石　香, 坂本昭彦, 他 : 造血器腫瘍における髄液中可溶性IL-2Rの臨床的検討. 癌と化学療法 1996 ; 23 : 863-9.
28) Petereit HF, Reske D, Tumani H, et al. : Soluble CSF interleukin 2 receptor as indicator of neurosarcoidosis. J Neurol 2010 ; 257 : 1855-63.
29) Scott BJ, Douglas VC, Tihan T, et al. : A systematic approach to the diagnosis of suspected central nervous system lymphoma. JAMA Neurol 2013 ; 70 : 311-9.
30) van der Flier M, Stockhammer G, Vonk GJ, et al. : Vascular endothelial growth factor in bacterial meningitis : detection in cerebrospinal fluid and localization in postmortem brain. J Infect Dis 2001 ; 183 : 149-53.
31) Peles E, Lidar Z, Simon AJ, et al. : Angiogenic Factors in the Cerebrospinal Fluid of Patients with Astrocytic Brain Tumors. Neurosurgery 2004 ; 55 : 562-8.
32) Kato T, Hoshi K, Sekijima Y, et al. : Rheumatoid meningitis : an autopsy report and review of the literature. Clin Rheumatol 2003 ; 22 : 475-80.
33) Batabyal SK, Ghosh B, Sengupta S, et al. : Cerebrospinal fluid and serum carcinoembryonic antigen in brain tumors. Neoplasma 2003 ; 50 : 377-9.
34) Kang SJ, Kim KS, Ha YS, et al. : Diagnostic value of cerebrospinal fluid level of carcinoembryonic antigen in patients with leptomeningeal carcinomatous metastasis. J Clin Neurol 2010 ; 6 : 33-7.

35) Herbert MK, Kuiperij H, Bloem BR, et al. : Levels of HVA, 5-HIAA, and MHPG in the CSF of vascular parkinsonism compared to Parkinson's disease and controls. J Neurol 2013 ; 260 : 3129-33.
36) Ichikawa N : Study on monoamine metabolite contents of cerebrospinal fluid in patients with neurodegenerative diseases. Tohoku J Exp Med 1986 ; 150 : 435-46.
37) Vermeiren Y, Le Bastard N, Van Hemelrijck A, et al. : Behavioral correlates of cerebrospinal fluid amino acid and biogenic amine neurotransmitter alterations in dementia. Alzheimers Dement 2013 ; 9 : 488-98.
38) Abdo WF, van de Warrenburg BP, Munneke M, et al. : CSF analysis differentiates multiple-system atrophy from idiopathic late-onset cerebellar ataxia. Neurology 2006 ; 67 : 474-9.
39) Abdo WF, van de Warrenburg BP, Kremer HP, et al. : CSF biomarker profiles do not differentiate between the cerebellar and parkinsonian phenotypes of multiple system atrophy. Parkinsonism Relat Disord 2007 ; 13 : 480-2.
40) Abdo WF, De Jong D, Hendriks JC, et al. : Cerebrospinal fluid analysis differentiates multiple system atrophy from Parkinson's disease. Mov Disord 2004 ; 19 : 571-9.
41) Sanchez-Juan P, Green A, Ladogana A, et al. : CSF tests in the differential diagnosis of Creutzfeldt-Jakob disease. Neurology 2006 ; 67 : 637-43.
42) Hall S, Ohrfelt A, Constantinescu R, et al. : Accuracy of a panel of 5 cerebrospinal fluid biomarkers in the differential diagnosis of patients with dementia and/or parkinsonian disorders. Arch Neurol 2012 ; 69 : 1445-52.
43) Kanai M, Matsubara E, Isoe K, et al. : Longitudinal study of cerebrospinal fluid levels of tau, A beta1-40, and A beta1-42 (43) in Alzheimer's disease : a study in Japan. Ann Neurol 1998 ; 44 : 17-26.
44) Shoji M, Matsubara E, Murakami T, et al. : Cerebrospinal fluid tau in dementia disorders : a large scale multicenter study by a Japanese study group. Neurobiol Aging 2002 ; 23 : 363-70.
45) Mattsson N, Zetterberg H, Hansson O, et al. ; CSF biomarkers and incipient Alzheimer disease in patients with mild cognitive impairment. JAMA 2009 ; 302 : 385-93.
46) Schoonenboom NS, Reesink FE, Verwey NA, et al. : Cerebrospinal fluid markers for differential dementia diagnosis in a large memory clinic cohort. Neurology 2012 ; 78 : 47-54.
47) Hansson O, Zetterberg H, Buchhave P, et al. : Prediction of Alzheimer's disease using the CSF Abeta42/Abeta40 ratio in patients with mild cognitive impairment. Dement Geriatr Cogn Disord 2007 ; 23 : 316-20.
48) Nutu M, Zetterberg H, Londos E, et al. : Evaluation of the cerebrospinal fluid amyloid-β1-42/amyloid-β1-40 ratio measured by alpha-LISA to distinguish Alzheimer's disease from other dementia disorders. Dement Geriatr Cogn Disord 2013 ; 36 : 99-110.
49) Dumurgier J, Schraen S, Gabelle A, et al. : Cerebrospinal fluid amyloid-β 42/40 ratio in clinical setting of memory centers : a multicentric study.

Alzheimer's Res Ther 2015;7:30.
50) 厚生労働科学研究費補助金難治性疾患等政策研究事業HAM及びHTLV-1関連希少難治性炎症性疾患の実態調査に基づく診療指針作成と診療基盤の構築をめざした政策研究班:HAM診療マニュアル第2版. 2016. http://www.htlv1joho.org/pdf/HAM_manual_ver2.pdf.
51) Blau N, Bonafé L, Thöny B:Tetrahydrobiopterin deficiencies without hyperphenylalaninemia:diagnosis and genetics of dopa-responsive dystonia and sepiapterin reductase deficiency. Mol Genet Metab 2001;74:172-85.
52) Baudin B, Beneteau-Burnat B, Vaubourdolle M:[Angiotensin I-converting enzyme in cerebrospinal fluid and neurosarcoidosis]. Ann Biol Clin (Paris) 2005;63:475-80.
53) Wahlbeck K, Ahokas A, Nikkila H, et al.:A longitudinal study of cerebrospinal fluid angiotensin-converting enzyme in neuroleptic-treated schizophrenia. Prog Neuropsychopharmacol Biol Psychiatry 1997;21:591-9.
54) Wahlbeck K, Ahokas A, Miettinen K, et al.:Higher cerebrospinal fluid angiotensin-converting enzyme levels in neuroleptic-treated than in drug-free patients with schizophrenia. Schizophr Bull 1998;24:391-7.
55) Dale JC, O'Brien JF:Determination of angiotensin-converting enzyme levels in cerebrospinal fluid is not a useful test for the diagnosis of neurosarcoidosis. Mayo Clin Proc 1999;74:535.
56) Firth G, Rees J, McKeran RO:The value of the measurement of cerebrospinal fluid levels of lysozyme in the diagnosis of neurological disease. J Neurol Neurosurg Psychiatry 1985;48:709-12.
57) 本田　真:ナルコレプシーの診断と治療. 睡眠医療 2008;2:152-6.
58) Mizuno S, Mihara T, Miyaoka T, et al.:CSF iron, ferritin and transferrin levels in restless legs syndrome. J Sleep Res 2005;14:43-7.
59) Schirinzi T, Sancesario G, Anemona L, et al.:CSF biomarkers in superficial siderosis:a new tool for diagnosis and evaluation of therapeutic efficacy of deferiprone-a case report. Neurol Sci 2014;35:1151-2.
60) Kolodziej MA, Proemmel P, Quint K, et al.:Cerebrospinal fluid ferritin-unspecific and unsuitable for disease monitoring. Neurol Neurochir Pol 2014;48:116-21.
61) Mariani S, Ventriglia M, Simonelli I, et al.:Fe and Cu do not differ in Parkinson's disease:a replication study plus meta-analysis. Neurobiol Aging 2013;34:632-3.
62) Levite M:Glutamate receptor antibodies in neurological diseases:anti-AMPA-GluR3 antibodies, anti-NMDA-NR1 antibodies, anti-NMDA-NR2A/B antibodies, anti-mGluR1 antibodies or anti-mGluR5 antibodies are present in subpopulations of patients with either:epilepsy, encephalitis, cerebellar ataxia, systemic lupus erythematosus (SLE) and neuropsychiatric SLE, Sjogren's syndrome, schizophrenia, mania or stroke. These autoimmune anti-glutamate receptor antibodies can bind neurons in few brain regions, activate glutamate receptors, decrease glutamate receptor's expression, impair glutamate-induced signaling and function, activate blood

brain barrier endothelial cells, kill neurons, damage the brain, induce behavioral/psychiatric/cognitive abnormalities and ataxia in animal models, and can be removed or silenced in some patients by immunotherapy. J Neural Transm (Vienna) 2014 ; 121 : 1029-75.

63) 三苫　博, 水澤英洋：抗GAD抗体と免疫性神経疾患. 日本臨床 2013 ; 71 : 921-6.

64) Saiz A, Blanco Y, Sabater L, et al.：Spectrum of neurological syndromes associated with glutamic acid decarboxylase antibodies : diagnostic clues for this association. Brain 2008 ; 131 : 2553-63.

65) Zhou JY, Xu B, Lopes J, et al.：Hashimoto encephalopathy : literature review. Acta Neurol Scand 2016.

66) Payer J, Petrovic T, Lisy L, et al.：Hashimoto encephalopathy : a rare intricate syndrome. Int J Endocrinol Metab 2012 ; 10 : 506-14.

67) 池口邦彦：神経梅毒. 神経感染症を究める（水澤英洋編）. 中山書店, 東京, 208-15, 2014.

68) Hirohata S, Inoue T, Yamada A, et al.：Quantitation of IgG, IgA and IgM in the cerebrospinal fluid by a solid-phase enzyme-immunoassay. Establishment of normal control values. J Neurol Sci 1984 ; 63 : 101-10.

69) Reske D, Petereit HF, Heiss WD：Difficulties in the differentiation of chronic inflammatory diseases of the central nervous system-value of cerebrospinal fluid analysis and immunological abnormalities in the diagnosis. Acta Neurol Scand 2005 ; 112 : 207-13.

70) Kowarik MC, Grummel V, Wemlinger S, et al.：Immune cell subtyping in the cerebrospinal fluid of patients with neurological diseases. J Neurol 2014 ; 261 : 130-43.

71) Stuerenburg HJ：CSF copper concentrations, blood-brain barrier function, and coeruloplasmin synthesis during the treatment of Wilson's disease. J Neural Transm (Vienna) 2000 ; 107 : 321-9.

72) Teodoro T, Neutel D, Lobo P, et al.：Recovery after copper-deficiency myeloneuropathy in Wilson's disease. J Neurol 2013 ; 260 : 1917-8.

73) da Silva-Junior FP, Machado AA, Lucato LT, et al.：Copper deficiency myeloneuropathy in a patient with Wilson disease. Neurology 2011 ; 76 : 1673-4.

74) Gomes HR：Cerebrospinal fluid approach on neuro-oncology. Arq Neuropsiquiatr 2013 ; 71 : 677-80.

75) 佐久嶋研, 矢部一郎, 佐々木秀直：再注目される感染性髄膜炎の古典的髄液診断マーカー. 臨床神経 2012 ; 52 : 6-11.

76) Thwaites G, Fisher M, Hemingway C, et al.：British Infection Society guidelines for the diagnosis and treatment of tuberculosis of the central nervous system in adults and children. J Infect 2009 ; 59 : 167-87.

77) Janssen JC, Godbolt AK, Ioannidis P, et al.：The prevalence of oligoclonal bands in the CSF of patients with primary neurodegenerative dementia. J Neurol 2004 ; 251 : 184-8.

78) Sakushima K, Hayashino Y, Kawaguchi T, et al.：Diagnostic accuracy of cerebrospinal fluid lactate for differentiating bacterial meningitis from asep-

tic meningitis : a meta-analysis. J Infect 2011 ; 62 : 255-62.
79) Scalabrino G, Carpo M, Bamonti F, et al. : High tumor necrosis factor-alpha [corrected] levels in cerebrospinal fluid of cobalamin-deficient patients. Ann Neurol 2004 ; 56 : 886-90.
80) Isobe C, Terayama Y : A remarkable increase in total homocysteine concentrations in the CSF of migraine patients with aura. Headache 2010 ; 50 : 1561-9.
81) Hirohata S, Isshi K, Oguchi H, et al. : Cerebrospinal fluid interleukin-6 in progressive Neuro-Behcet's syndrome. Clin Immunol Immunopathol 1997 ; 82 : 12-7.
82) Takahashi W, Nakada TA, Abe R, et al. : Usefulness of interleukin 6 levels in the cerebrospinal fluid for the diagnosis of bacterial meningitis. J Crit Care 2014 ; 29 : 693 e1-6.
83) Ichiyama T, Shoji H, Takahashi Y, et al. : Cerebrospinal fluid levels of cytokines in non-herpetic acute limbic encephalitis : comparison with herpes simplex encephalitis. Cytokine 2008 ; 44 : 149-53.
84) Kamei S, Taira N, Ishihara M, et al. : Prognostic value of cerebrospinal fluid cytokine changes in herpes simplex virus encephalitis. Cytokine 2009 ; 46 : 187-93.
85) Vila N, Castillo J, Davalos A, et al. : Proinflammatory cytokines and early neurological worsening in ischemic stroke. Stroke 2000 ; 31 : 2325-9.
86) Wu W, Guan Y, Zhao G, et al. : Elevated IL-6 and TNF-alpha Levels in Cerebrospinal Fluid of Subarachnoid Hemorrhage Patients. Mol Neurobiol 2016 ; 53 : 3277-85.
87) Uzawa A, Mori M, Ito M, et al. : Markedly increased CSF interleukin-6 levels in neuromyelitis optica, but not in multiple sclerosis. J Neurol 2009 ; 256 : 2082-4.
88) Wullschleger A, Kapina V, Molnarfi N, et al. : Cerebrospinal fluid interleukin-6 in central nervous system inflammatory diseases. PLoS one 2013 ; 8 : e72399.
89) Maxeiner HG, Marion Schneider E, Kurfiss ST, et al. : Cerebrospinal fluid and serum cytokine profiling to detect immune control of infectious and inflammatory neurological and psychiatric diseases. Cytokine 2014 ; 69 : 62-7.
90) Sasayama T, Nakamizo S, Nishihara M, et al. : Cerebrospinal fluid interleukin-10 is a potentially useful biomarker in immunocompetent primary central nervous system lymphoma (PCNSL). Neuro Oncol 2012 ; 14 : 368-80.
91) Sampath P, Weaver CE, Sungarian A, et al. : Cerebrospinal fluid (vascular endothelial growth factor) and serologic (recoverin) tumor markers for malignant glioma. Cancer control 2004 ; 11 : 174-80.
92) van de Langerijt B, Gijtenbeek JM, de Reus HP, et al. : CSF levels of growth factors and plasminogen activators in leptomeningeal metastases. Neurology 2006 ; 67 : 114-9.
93) Satoh K, Shirabe S, Eguchi H, et al. : 14-3-3 protein, total tau and phosphorylated tau in cerebrospinal fluid of patients with Creutzfeldt-Jakob

disease and neurodegenerative disease in Japan. Cell Mol Neurobiol 2006 ; 26 : 45-52.
94) Takeuchi J, Shimada H, Ataka S, et al. : Clinical features of Pittsburgh compound-B-negative dementia. Dement Geriatr Cogn Disord 2012 ; 34 : 112-20.
95) Aerts MB, Esselink RA, Bloem BR, et al. : Cerebrospinal fluid tau and phosphorylated tau protein are elevated in corticobasal syndrome. Mov Disord 2011 ; 26 : 169-73.
96) Chou SH, Robertson CS, Participants in the International Multi-disciplinary Consensus Conference on the Multimodality M : Monitoring biomarkers of cellular injury and death in acute brain injury. Neurocrit Care 2014 ; 21 Suppl 2 : S187-214.
97) Martens P, Raabe A, Johnsson P : Serum S-100 and neuron-specific enolase for prediction of regaining consciousness after global cerebral ischemia. Stroke 1998 ; 29 : 2363-6.
98) Stoeck K, Sanchez-Juan P, Gawinecka J, et al. : Cerebrospinal fluid biomarker supported diagnosis of Creutzfeldt-Jakob disease and rapid dementias : a longitudinal multicentre study over 10 years. Brain 2012 ; 135 : 3051-61.
99) Sato T, Coler-Reilly A, Utsunomiya A, et al. : CSF CXCL10, CXCL9, and neopterin as candidate prognostic biomarkers for HTLV-1-associated myelopathy/tropical spastic paraparesis. PLoS Neg Trop Dis 2013 ; 7 : e2479.
100) Bagnato F, Durastanti V, Finamore L, et al. : Beta-2 microglobulin and neopterin as markers of disease activity in multiple sclerosis. Neurol Sci 2003 ; 24 Suppl 5 : S301-4.
101) Yoshida Y, Une F, Utatsu Y, et al. : Adenosine and neopterin levels in cerebrospinal fluid of patients with neurological disorders. Internal medicine (Tokyo) 1999 ; 38 : 133-9.
102) 藤岡弘季, 新宅治夫：瀬川病では血液ネオプテリン値が低下する. 関西福祉科学大学紀要 2016 : 91-8.
103) Pawate S, Moses H, Sriram S : Presentations and outcomes of neurosarcoidosis : a study of 54 cases. QJM 2009 ; 102 : 449-60.
104) Bridel C, Courvoisier DS, Vuilleumier N, et al. : Cerebrospinal fluid angiotensin-converting enzyme for diagnosis of neurosarcoidosis. J Neuroimmunol 2015 ; 285 : 1-3.
105) Sakushima K, Yabe I, Nakano F, et al. : Clinical features of spinal cord sarcoidosis : analysis of 17 neurosarcoidosis patients. J Neurol 2011 ; 258 : 2163-7.
106) Nozaki K, Judson MA : Neurosarcoidosis : Clinical manifestations, diagnosis and treatment. Presse Med 2012 ; 41 : e331-48.
107) Sharma OP : Neurosarcoidosis. Chest 1997 ; 112 : 220-8.
108) Mishra OP : Cerebrospinal Fluid Lysozyme Level for the Diagnosis of Tuberculous Meningitis in Children. J Trop Pediatr 2003 ; 49 : 13-6.
109) Terent A, Hallgren R, Venge P, et al. : Lactoferrin, lysozyme, and beta 2-

microglobulin in cerebrospinal fluid. Elevated levels in patients with acute cerebrovascular lesions as indices of inflammation. Stroke 1981;12:40-6.
110) Hoijer MA, de Groot R, van Lieshout L, et al.: Differences in N-acetylmuramyl-L-alanine amidase and lysozyme in serum and cerebrospinal fluid of patients with bacterial meningitis. J Infect Dis 1998;177:102-6.
111) Heier MS, Skinningsrud A, Paus E, et al.: Increased cerebrospinal fluid levels of nerve cell biomarkers in narcolepsy with cataplexy. Sleep Med 2014;15:614-8.
112) Kanbayashi T, Shimohata T, Nakashima I, et al.: Symptomatic narcolepsy in patients with neuromyelitis optica and multiple sclerosis: new neurochemical and immunological implications. Arch Neurol 2009;66:1563-6.
113) Boddum K, Hansen MH, Jennum PJ, et al.: Cerebrospinal Fluid Hypocretin-1 (Orexin-A) Level Fluctuates with Season and Correlates with Day Length. PloS one 2016;11:e0151288.
114) Petzold A, Worthington V, Appleby I, et al.: Cerebrospinal fluid ferritin level, a sensitive diagnostic test in late-presenting subarachnoid hemorrhage. J Stroke Cerebrovasc Dis 2011;20:489-93.
115) Rezaei M, Mamishi S, Mahmoudi S, et al.: Cerebrospinal fluid ferritin in children with viral and bacterial meningitis. British journal of biomedical science 2013;70:101-3.
116) Earley CJ, Hyland K, Allen RP: Circadian changes in CSF dopaminergic measures in restless legs syndrome. Sleep Med 2006;7:263-8.
117) Bottiglieri T, Laundy M, Crellin R, et al.: Homocysteine, folate, methylation, and monoamine metabolism in depression. J Neurol Neurosurg Psychiatry 2000;69:228-32.
118) Cremniter D, Jamain S, Kollenbach K, et al.: CSF 5-HIAA levels are lower in impulsive as compared to nonimpulsive violent suicide attempters and control subjects. Biological psychiatry 1999;45:1572-9.
119) Engström G, Alling C, Blennow K, et al.: Reduced cerebrospinal HVA concentrations and HVA/5-HIAA ratios in suicide attempters. Monoamine metabolites in 120 suicide attempters and 47 controls. Eur neuropsychopharmacol 1999;9:399-405.
120) Markianos M, Lafazanos S, Koutsis G, et al.: CSF neurotransmitter metabolites and neuropsychiatric symptomatology in patients with normal pressure hydrocephalus. Clin Neurol Neurosurg 2009;111:231-4.
121) Arino H, Gresa-Arribas N, Blanco Y, et al.: Cerebellar ataxia and glutamic acid decarboxylase antibodies: immunologic profile and long-term effect of immunotherapy. JAMA Neurol 2014;71:1009-16.
122) Pittman M, Treese S, Chen L, et al.: Utility of flow cytometry of cerebrospinal fluid as a screening tool in the diagnosis of central nervous system lymphoma. Arch Pathol Lab Med 2013;137:1610-8.
123) Bromberg JE, Breems DA, Kraan J, et al.: CSF flow cytometry greatly improves diagnostic accuracy in CNS hematologic malignancies. Neurology 2007;68:1674-9.
124) Svenningsson A, Andersen O, Edsbagge M, et al.: Lymphocyte phenotype

and subset distribution in normal cerebrospinal fluid. J Neuroimmunol 1995 ; 63 : 39-46.
125) Uchihara T, Ikeda M, Takahashi H, et al. : CSF lymphocyte subsets in aseptic meningitis : dual-labelling analysis with flow cytometry. Acta Neurol Scand 1990 ; 81 : 468-70.
126) Kawano-Yamamoto C, Muroi K, Izumi T, et al. : Two-color flow cytometry with a CD19 gate for the evaluation of bone marrow involvement of B-cell lymphoma. Leuk Lymphoma 2002 ; 43 : 2133-7.

(太田浄文)

3. 髄液検査項目解説

髄液検査項目の正常値は教科書や論文によって異なり、例えば髄液蛋白やIgG-Indexですら少しずつ異なった正常値が記載されている。ただしある程度の目安がないと臨床現場では測定しても結果の解釈ができない事態になってしまう。本書では文献検索からの正常値、基準値の一覧を記載する。単位はなるべく臨床現場で汎用されているものに変換して記載している。

髄液圧

髄膜炎、脳炎、膿瘍、脳腫瘍、脳梗塞、脳出血、静脈洞血栓症、上大静脈閉塞、頭部外傷、髄液吸収障害などで圧上昇が見られる。他には薬物服用（ビタミンA、プロゲステロン、テトラサイクリン）、内分泌異常（甲状腺機能低下、副甲状腺機能低下、アジソン病、クッシング症候群）、妊娠、月経などでも上昇する。

髄液圧低下は脱水、髄液漏、高浸透圧血症、バルビタール中毒、腰椎穿刺後などで認められる。ただし本当の髄液圧が正常でも腰椎穿刺の針先が髄腔の壁に触れていたりする場合には髄液がスムーズに出てこず、低髄圧と判定してしまうことがあるので注意したい。髄液圧低下は脳脊髄液減少症の診断以外には臨床的価値は低い。

外観

正常では水様透明である。病的変化としては以下のものがある。

①混濁

白血球が200/μL以上で日光微塵（光にかざしてスピッツを軽く振ると肉眼的に細胞が微細な粒子として観察される）、500/μL以上で明らかな混濁となる。白濁した膿状の髄液の場合には重症細菌性髄膜炎または硬膜外腔の膿を穿刺した可能性がある。

②血性

穿刺手技による traumatic tap の場合には徐々に血性が薄れる。薄れずに持続的に血性髄液が流出する場合にはくも膜下出血や脳出血の脳室穿破、脊髄栄養血管からの出血などが原因である。

> **くも膜下出血のキサントクロミー**
>
> くも膜下出血では髄腔内出血で髄液中に入った赤血球が崩壊し生じる間接ビリルビンの色調により黄色を呈する。出血後3～4時間で出現しおよそ1週間で最も著明となり4週間ほど持続する。色調は黄色から桃色，橙色へと時間経過で変化する。
>
> 髄液塗抹標本でヘモジデリンや赤血球を貪食する白血球が確認できれば髄腔内出血の証明となる。

③キサントクロミー

定義上は髄液の入った透明なスピッツをガーゼなど白いものに透かして見てわずかな着色があればキサントクロミーと判定する。原因は 150 mg/dL 以上の蛋白増加，くも膜下出血，黄疸である。Traumatic tap との鑑別は髄液を 800 rpm 5 分程度遠心し上清が透明なら traumatic tap，黄色ならキサントクロミーの可能性が高い。

細胞数

髄膜に炎症をきたす髄膜炎や腫瘍の髄膜浸潤で増加しやすい。脳炎，脱髄などの脳実質に病変の主座がある場合には軽度増加にとどまることが多い。正常髄液では赤血球は観察されない。

細胞形態

正常では単核球（Tリンパ球）がほとんど（9割）である。多くの炎症性疾患では単核球優位の増多を示す。多形核球増加の場合には細菌感染の他に結核性髄膜炎初期，ウイルス性髄膜炎初期，ベーチェット病などがある。好酸球増加の場合には寄生虫，結核，梅毒，亜急性硬化性全脳炎，コックサッキーウイルス感染などがある。異型リンパ球の出現は伝染性単核球症，ウイルス性髄膜炎初期，腫瘍細胞の出現は脳腫瘍，癌性髄膜炎を意味する。

蛋白

低下はほとんど意味がないが慢性髄液漏や良性頭蓋内圧亢進症，

> **蛋白細胞解離**
>
> 蛋白細胞解離とは髄液細胞数は正常であるが髄液蛋白が上昇していることを意味しギラン・バレー症候群の診断根拠として有名な所見で,必ず授業で習うものであるが実臨床ではギラン・バレー症候群以外の疾患で目にすることがほとんどである。例えば糖尿病は明らかな糖尿病性ニューロパチーがなくとも髄液蛋白が上昇していることがあるし,頸椎症や腰椎症でも髄液蛋白は 100 mg/dL 程度までは上昇しうる。ニューロパチーのない糖尿病や脊柱管狭窄症患者の髄液蛋白が 100 mg/dL 以上に上昇していた場合には他の疾患の合併も考慮すべきである。蛋白細胞解離をきたしうる疾患の代表例を列挙する。
>
> ① 末梢神経障害
> ギラン・バレー症候群,CIDP,シャルコー・マリー・トゥース病,糖尿病性ニューロパチー,アミロイドニューロパチー,薬剤性・中毒性ニューロパチー
>
> ② 脊椎疾患
> 頸椎症,腰椎症,後縦靱帯骨化症,癒着性くも膜炎,脊椎・脊髄腫瘍,脊髄ヘルニア
>
> ③ 神経変性疾患
> ミトコンドリア病,副腎白質ジストロフィー,筋強直性ジストロフィー,Krabbe 病
>
> ④ その他
> 脱水,多発性骨髄腫,アミロイドーシス,甲状腺機能低下症,正常圧水頭症
>
> などが挙げられる。

甲状腺機能亢進症などでは 15 mg/dL 未満に低下しうる。髄液蛋白濃度は血清蛋白濃度の 1/300〜1/200 と微量である。血液からの流入は血液脳関門(BBB)により一定に維持されている。髄液蛋白が増加する場合には,①BBB の破綻や透過性亢進による血液中蛋白の流入(髄膜炎,ギラン・バレー症候群など),②中枢神経内での免疫グロブリン産生亢進(髄膜炎,脳炎,多発性硬化症など),③血清蛋白の上昇(脱水,多発性骨髄腫など),④血液の混入(くも膜下出血,脳出血など),⑤髄液 turn over の阻害(脊髄腫瘍,水頭症など)が

挙げられる。

ただし実際には脊柱管狭窄症や糖尿病などの common disease でも 100 mg/dL 以下程度の上昇がしばしば見られることがあり髄液蛋白の増加が必ずしも神経疾患とは限らないことに注意してほしい。

糖

髄液糖は血液糖に由来し約90分から4時間前の血液糖濃度に影響される。髄液糖が血液糖の50％以下ならば低下と判断してよい。髄液糖は細菌，炎症細胞，腫瘍細胞などにより消費されて低下し，特に細菌性髄膜炎では髄液糖が高度に低下し測定上 0 mg/dL ということもありうる。高度の髄液糖低下は予後不良因子である。

Q ALB (quotient albumin), ALB Index

Q ALB は髄液アルブミン/血清アルブミンで計算され，ALB Index は Q ALB×1,000 で計算する。髄液 ALB は血液からの移行したものであるため，Q ALB の増加は BBB の破綻を意味する。ALB Index は 9.0 以下が正常で，9.0〜14.3 で slight impairment，14.3〜33.3 で moderate impairment，33.3〜100 で severe impairment，100 以上で total breakdown と判定される[3]。計算時には髄液アルブミンと血清アルブミンの単位の違いに注意すること。

IgG, IgA, IgM, IgE

健常者では中枢神経内での免疫グロブリン産生はなく微量の免疫グロブリンは血液中から移行したものと考えられる。通常は IgG, IgA は BBB を通過可能だが IgM は分子量が大きく通過できないため髄液中 IgM は IgG, IgA よりも低値を示す[68]。

髄液中の免疫グロブリン増加の指標として IgG が一般的に評価される。髄液 IgG の増加が BBB 破綻による流入よりも中枢神経内での産生亢進が主であるかどうかを血液，髄液アルブミン，IgG を用いて相対評価するのが IgG-Index である。

IgG-Index =（髄液 IgG×血液 ALB）/（血液 IgG×髄液 ALB）で計算され 0.7 以上で中枢神経内での IgG 産生が亢進していると判断する。IgG-Index 上昇する代表的疾患は多発性硬化症である。IgA,

IgM は多発性硬化症と神経サルコイドーシスでは上昇はしないかあっても軽度であるがシェーグレン症候群，ループス精神病，神経ベーチェットでは IgG だけでなく IgA, M も上昇する[69]。髄液 IgE は通常は検出されないが有鉤嚢虫症などの寄生虫の中枢神経感染で増加する。IgA-Index は 0.6 以下，IgM-Index は 0.06 以下が基準値とされる[5]。

CD4/8 比

髄液では CD4/8 比は各種の髄膜炎，ギラン・バレー症候群，MS，神経サルコイドーシスなどで増加するため疾患特異性は低い[70]。AIDS 患者では血液中と同様に髄液でも低下する。

銅

銅代謝に関連する神経疾患はメンケス病，Wilson 病，銅欠乏性脊髄症がある。メンケス病では髄液銅は低下，神経型 Wilson 病では増加している[71]。銅欠乏性脊髄症での髄液データはないが低下が予測される。Wilson 病治療で銅キレート治療を続けて銅欠乏性脊髄症を起こした報告もある[72,73]。

LDH

脳梗塞や脳腫瘍，髄膜炎などによる中枢神経系の破壊によって上昇する。正常では LD1＞LD2＞LD3 で LD4，LD5 は髄液中にはほとんどない。細菌性髄膜炎では好中球由来の LD4，LD5 が著増し LD1, LD2, LD3＜LD4, LD5 となる。ウイルス性髄膜炎では LD2, LD3 の上昇を認める。脳梗塞などでの中枢神経破壊の亢進時には LD1, LD2 が増加し脳腫瘍では LD4, LD5 が上昇する[74]。

CK

髄液中の CK は血中 CK とは独立して変動しほとんどが CK-BB（脳由来）である。脳組織の破壊により上昇し髄膜炎，脳炎，腫瘍，脳挫傷など種々の病態で上昇する。

β2 ミクログロブリン（β2MG）

HLAClass 1 を構成する蛋白で赤血球を除く全身の有核細胞表面に広く分布し、特にリンパ球、単球などには豊富に存在して免疫応答に重要な役割を果たす。髄液中 β2MG の上昇は細胞の turn over の増加を意味する。悪性リンパ腫や白血病の中枢神経病変では50％以上で高値を示す[74]。

β-D グルカン

β-D グルカンは真菌の主な細胞壁構成成分であり深在性真菌症（カンジダ、アスペルギルス）やニューモシスチス感染時に血液中で上昇するが、髄液においても中枢性真菌感染症の診断、病勢に評価に有用である報告がなされている。髄液中の正常値に関しては報告では血液と同じ値で評価可能であり、本書では文献に従って 31 pg/mL 以下とした[14,15]。ただし日本で主に行われている β-D グルカンの血液中の正常値は 20 pg/mL 以下であり、これは測定キットの違いに起因していると思われ、日本では髄液でも 20 pg/mL 以下をカットオフ値としてもよいかもしれない。クリプトコッカスは β-D グルカンの含有量が少なく莢膜に覆われているので感染時の β-D グルカン上昇はまれである（時に上昇する）。ムコールは β-D グルカンを持たないために感染しても上昇しない。

ADA

リンパ球の活性化により髄液中で上昇する。髄液では結核性髄膜炎の診断の補助として使用される。4 U/L 以下では結核性髄膜炎の可能性はほぼ否定的である。8 U/L 以上では結核を疑うべきである[75]。ただし非特異的検査であり細菌性髄膜炎、腫瘍などでも上昇しうる[76]。

ミエリン塩基性蛋白（MBP）

中枢神経の髄鞘（ミエリン）を構成する主要な蛋白質であり主に白質に存在する。多発性硬化症（MS）のような脱髄性疾患の病勢悪化時に増加するが、脱髄性疾患だけではなく白質が障害を受ける脳梗塞や脳炎、脳腫瘍などでも増加しうる。MS では再発の 2〜3 日以

内に上昇し1～2週間で基準値に戻る[2]。

オリゴクローナルIgGバンド（OCB）

OCBは免疫グロブリンであるIgGのうち，複数の特定クローンが特異的に増加したものである。髄液を電気泳動して血清のバンドと比較すると血清中には見られないIgGバンドが見られ，中枢神経でのIgG産生を意味している。髄液のみで見られるバンドが2本以上で陽性と判断する。測定方法は等電点電気泳動法とアガロース電気泳動法があり等電点泳動法が高感度である。アガロース電気泳動法は感度が低く注意が必要である[16]。多発性硬化症の診断に有用であるが，多発性硬化症以外の神経免疫疾患や中枢神経感染症でも中枢神経系での抗体産生により陽性となるため疾患特異性は低い。多発性硬化症ではOCBは持続的に陽性だが他の炎症性疾患では治療により陰性化することが多い。神経変性疾患ではまれに検出される[77]。従来，日本ではアガロース電気泳動法による測定が広く行われてきたため日本からの既報告は測定法にも注意したい[16]。等電点電気泳動法はLSIメディエンスで測定可能である。

乳酸，ピルビン酸

ミトコンドリア病で測定されることが多いが，細菌性髄膜炎，けいれん，脳腫瘍などでも上昇する。乳酸/ピルビン酸（L/P）比が20以上では電子伝達系の異常，つまりミトコンドリア病を疑う。髄液乳酸値上昇があってもL/P比が10程度であればPDHC欠損症などを疑う。髄液乳酸は細菌性髄膜炎で上昇し無菌性髄膜炎の鑑別にも有用でカットオフを35 mg/dL（=3.88 mmol/L）とすると感度93％，特異度99％とされている[75,78]。

総ホモシステイン

血液中では葉酸やビタミンB_{12}欠乏により総ホモシステインが上昇する。髄液中総ホモシステインもビタミンB_{12}欠乏に伴う亜急性連合性脊髄変性症での上昇が報告されている[79]。前兆を伴う片頭痛と伴わない片頭痛で比較すると前兆を伴う片頭痛では総ホモシステイン上昇が見られる[80]。

IL-6

代表的な炎症性サイトカインである。髄液IL-6の増加は髄腔内の炎症を意味する。感染性髄膜炎のような明らかな細胞数の上昇がある疾患の場合には当然増加するが診断的意義は低い。インフルエンザ脳症,慢性進行性神経ベーチェット,CNSループスのように髄液細胞数,蛋白が正常か微増であるが髄腔内炎症が存在する疾患の診断,病勢評価を行う場合に有用である。CNSループスとCNS病変を伴わないSLEでは髄液IL-6は4.3 pg/mLをカットオフとすると感度87.5%,特異度92.3%であった[23]。慢性進行型ベーチェットでは持続的に17 pg/mL以上となる[81]。各種疾患での髄液IL-6についてどれくらいの増加が見られるかというと,細菌性髄膜炎では著増し数千から数万pg/mLになる[82]。ウイルス性髄膜炎では数百pg/mL[82],ヘルペス脳炎や非ヘルペス性辺縁系脳炎では10〜1,000 pg/mL[83,84],脳梗塞では皮質に及ぶものは20.9±16.3 pg/mL,皮質下に限局するものは7.9±12.0 pg/mL,髄液IL-6が6.3 pg/mL以上で脳梗塞増悪が予測できる[85]。くも膜下出血では重症になるほど増加するがおおむね300〜400 pg/mL程度[86],MSではほとんど増加せず10 pg/mL以下,NMOは正常のことも多いが病勢に応じて増加し100 pg/mLから1,000 pg/mL程度になることもある[87,88]。

IL-10

抑制性サイトカインの1つでありヘルパーT細胞から主に分泌され,単球,活性化B細胞など種々の細胞からも分泌される。サイトカインであるため炎症の強い細菌性髄膜炎やウイルス性髄膜炎で上昇を認める[89]。臨床的には中枢神経の悪性リンパ腫で高値となり,それ以外の腫瘍では髄液中に増加しないため鑑別に有用なマーカーとなる[25]。多発性硬化症や脊髄炎でも上昇することがあるが軽度に留まり上昇しても10 pg/mL以下である[24,89]。

sIL-2R

活性化されたリンパ球から遊離し炎症性の病態で増加する。髄液では結核性,細菌性,ウイルス性髄膜炎などの感染で高度に増加し,免疫性疾患では神経サルコイドーシスで増加し,多発性硬化症では

正常か増加しても軽度である[28]。腫瘍では悪性リンパ腫と白血病の中枢浸潤で増加し他の脳腫瘍では正常か軽度の増加となる[90]。

VEGF

血管新生（angiogenesis）の中心的なメディエーターである。脳腫瘍の髄液では腫瘍自体が血管新生を促すために VEGF を産生し増加する。特に悪性度の高い glioma で増加しやすいが他の腫瘍性病変でも増加しうる[31,91,92]。血管新生以外に血管透過性の亢進やマクロファージの活性化にもかかわるため、細菌性髄膜炎などの強い炎症があっても増加する[30,92]。

CEA（癌胎児性抗原）

主に腺癌で上昇する腫瘍マーカーである。CEA を産生する腫瘍が中枢神経に転移を起こすと増加する。特に腺癌による癌性髄膜炎で増加しやすい。コントロール群と脳腫瘍群を検討すると髄液 CEA はコントロール群で 0.22 ± 0.15（0.06〜0.45）ng/mL、転移性脳腫瘍で 6.3 ± 3.8（1.6〜14.0）ng/mL、原発性脳腫瘍で 0.92〜0.46（0.3〜2.0）ng/mL であった[33]。癌性髄膜炎の患者と中枢神経転移のない癌患者の比較では癌性髄膜炎患者の髄液 CEA は 98.06 ± 59.43 ng/mL、転移のない癌患者では 1.53 ± 0.38 ng/mL であった。さらに髄液と血液の CEA を比較すると、癌性髄膜炎患者は、髄液 CEA：血液 CEA＝1：1 で髄液中濃度は血液中濃度と同等、転移のない患者では、髄液 CEA：血液 CEA＝1：60 であり、CEA は血中で上昇すると転移がなくとも BBB を超えて髄液中で検出されうる[34]。

総タウ蛋白（t-tau）

タウ蛋白は神経軸索内の微小管結合蛋白であり脳内に多量に存在している。急速に神経細胞が死に至る場合に髄腔に漏れ出して髄液 t-tau は上昇する。プリオン病では 1,300 pg/mL 以上に著しく[93]、アルツハイマー病では 400 pg/mL 以上の増加を示す[43,44]。他の緩徐進行性神経変性疾患では増加しないか軽微な増加にとどまる。MCI では増加していることも正常のこともあるが増加している場合にはアルツハイマー病に移行しやすい。髄膜炎でも炎症による神経細胞

死に伴い著増する。

リン酸化タウ蛋白（p-tau）

　アルツハイマー病では過剰にリン酸化を受けたタウ蛋白が神経原線維変化の原因物質となり、リン酸化タウ蛋白が髄液中に増加する[45,46]。神経原線維変化はアルツハイマー病以外のタウオパチーでも観察されるため、嗜銀顆粒性認知症、神経原線維変化型認知症、大脳皮質基底核変性症などでも軽度増加しうる[94,95]。

アミロイドβ（Aβ）

　アミロイドβは細胞膜に存在するアミロイド前駆蛋白（APP）が2種類の酵素（ベータセクレターゼ、ガンマセクレターゼ）によって切断、生成される。切断された後の長さによって数種類が存在する（Aβ40、42、43など）。脳内で産生されるアミロイドで代表的なものはAβ40とAβ42である。通常脳ではAβ40がAβ42の10倍近く産生される。アミロイドβのうち42個のアミノ酸からなるAβ42がアルツハイマー病で主たる毒性を持つ。脳内で生成されたアミロイドは健常な脳では数時間で髄液中に移行し2日ほどで代謝されるがアルツハイマー病ではAβ42が脳内に蓄積し凝集、不溶化することで髄液に移行しないため髄液中のAβ42が低下する[43,45,46,48]。Aβ40、42は保険適用外であるがSRL、LSIメディエンスを通じて測定可能でWAKO社のELISA kitで測定されている。Aβに関するこれまでの研究では種々のELSAキットが使用されているため少しずつ結果が異なっており明確なカットオフ値の設定が困難という問題点がある。アルツハイマー病では髄液中のAβ42低下、Aβ40上昇するためAβ42単独で測定するよりもAβ40も測定しAβ40/42比を算出した方が診断の感度は高くなる。

NSE

　NSEは神経細胞に豊富に含まれ、神経細胞が障害を受けると上昇する。急速な神経細胞死で上昇するためにプリオン病診断の補助として使用されるが、神経細胞が急速に障害される脳梗塞や脳挫傷、低酸素脳症でも上昇しうる[96]。基準値は試薬によるが現在の外注検

査で使用されるキットではプリオン病のカットオフ値は 35 ng/mL 以下である[41]。低酸素脳症では髄液中 NSE が 50 ng/mL で予後不良[97]、脳細胞死に伴い末梢血中でも増加し、蘇生後脳症では血中 NSE 33 ng/mL 以上は予後不良の指標となる[96]。血液検査では小細胞癌のマーカーとして使用されているが髄液検査では小細胞癌の脳転移のマーカーとしては有用ではない。なぜならもともと脳組織に豊富に含まれる蛋白であり腫瘍細胞が産生しなくても神経組織の崩壊によって上昇するからである。検体提出時には冷凍保存によって測定誤差が生じるので保存髄液ではなく採取したものをすぐに提出するのが望ましい。

14-3-3 蛋白

脳に豊富に含まれる蛋白で急速な神経細胞死で増加しプリオン病の診断に使用される。プリオン病以外でもまれに陽性になることがある[98]。商業的には測定されておらず測定は長崎大学（巻末 APPENDIX 参照）に依頼することになる。

ネオプテリン

IFNγ の刺激によりマクロファージから合成される物質で炎症性の病態で増加する。HAM の病勢評価に用いられるが疾患特異性は低く、髄膜炎や多発性硬化症などの炎症性疾患で上昇するため HAM の診断には有用ではない[99-101]。他には瀬川病をはじめとする GTPCHI 欠損症診断に使用され、髄液ネオプテリン低下は GTPCHI 欠損症の特徴である。HAM では 5 pmol/mL 以上で病勢ありと判断されているが、GTPCHI 欠損症研究でのコントロール群は 5 pmol/mL よりもずっと高い値となっている[51,102]。理由は定かではないがおそらく年齢による影響と思われる。

アンジオテンシン変換酵素（ACE）

主として血管内皮細胞で産生され、マクロファージ、類上皮細胞からも産生される。血中 ACE は髄液中には移行しないため髄液 ACE の増加は中枢神経系でのマクロファージの活性化による産生を示唆する[103]。神経サルコイドーシスでは髄液中 ACE 増加が有名

である[52,55,103-106]。サルコイドーシス以外にも多発性硬化症，ギラン・バレー症候群，ベーチェット病，脳腫瘍などでも上昇しうる[107]。髄液 ACE 上昇の神経サルコイドーシスに対する感度は24〜55％，特異度は約95％である[106]。基準値は報告によって異なるが本書では筆者らの経験も踏まえて0.5 U/L/37℃以下と設定した[52-55]。

リゾチーム

好中球，マクロファージに含まれ，溶菌現象を起こす酵素である。結核性髄膜炎で高度に上昇し次いで細菌性髄膜炎で上昇しやすい[108]。感染症以外ではくも膜下出血やサルコイドーシスで上昇する。多発性硬化症や脳梗塞，脳出血では上昇しない[56,109,110]。

オレキシン（ヒポクレチン1）

オレキシン（ヒポクレチン1）は視床下部外側の神経細胞に含有される神経ペプチドで睡眠，摂食調整に関与する。ナルコレプシーの診断基準では110 pg/mL 未満が用いられ，これは健常対照群の約3分の1程度の濃度である[111]。ナルコレプシー以外にも脳腫瘍やNMO などで両側視床下部が障害されるとオレキシン濃度は低下し過眠症を呈する[112]。オレキシンは夏季に高く冬季に低下する傾向がある[113]。オレキシンの診断はナルコレプシー診断に必須であるが商業化されておらず国内では秋田大学（巻末 APPENDIX 参照）に依頼して測定する必要がある。

鉄（Fe）

中枢神経系の鉄は BBB によって調整され血清鉄の影響は少なく中枢神経系の鉄動態の検討には髄液中鉄濃度の測定が必要である。くも膜下出血や脳表ヘモジデリン沈着症などの髄腔内への血液漏出で増加する。むずむず脚症候群では低下を示す[58]。鉄動態の検討にはフェリチン，トランスフェリンと同時測定が望ましい。

フェリチン

髄液中には血液の漏出や炎症などで増加する。脳表ヘモジデリン沈着症や CT で所見のないくも膜下出血などで出血のマーカーとし

て使用される[114]。髄膜炎ではウイルス性髄膜炎と細菌性髄膜炎の鑑別にも使用され細菌性髄膜炎では50 ng/L以上の高値を示す[115]。疾患特異的なマーカーではなく脳腫瘍でも増加が報告されている[60]。むずむず脚症候群では髄液フェリチンは低下し血中フェリチン濃度と相関せず血中フェリチンが正常でも髄液中では低下して4 ng/mL以下となる[58]。多発性硬化症でも低下を示す[60]。

トランスフェリン

鉄の担体であるトランスフェリンは中枢神経系でも血液中と同様に鉄不足に伴い増加する。

HVA, MHPG, 5-HIAA

HVAは中枢神経でのドーパミン代謝産物でドーパミン分泌量を反映しMHPGはノルアドレナリン代謝産物でノルアドレナリン分泌を反映する。5-HIAAはセロトニンの代謝産物でセロトニン分泌量を反映する。HVAと5-HIAAがセットで測定されることが多い。髄液HVA, 5-HIAA, MHPGは基準範囲が広いこと, 抗パーキンソン病薬や抗うつ薬内服の影響を受けること, カテコラミンの代謝産物であり日内変動があり早朝臥位の測定が望ましいこと[116], 尿中測定と異なり蓄尿などでの測定ができないことなどが問題となる。基準値以下ならば異常と考えてよいが錐体外路系疾患でも正常範囲内であることが多く判定には注意を要する。パーキンソン病では髄液HVAが低下する傾向にある[35,36]。うつ病ではセロトニン仮説が提唱されているが予測に反して5-HIAAの低下は認められない[117]。ただし5-HIAA低値の患者は自殺が多い傾向にある[118,119]。これらの代謝産物は脳で分泌されるため脳室内の濃度が最も高く脳から離れるほどに濃度が低下し, 脊柱管内でも尾側に行くほど低下する。また脊髄にブロックがあると低値となる。L-DOPA内服の影響に関しては, L-DOPA内服でHVAは増加し, 5-HIAAは低下, MHPGは影響を受けないようである[35]。

抗NMDA受容体抗体

NMDA受容体はNR1, NR2のサブユニットから構成され,

NMDA 受容体脳炎で陽性になるのは NR1 に対する抗体である。NR1 に対する NMDA 受容体抗体はコスミックコーポレーションで測定可能である。NR2 に対する抗 NMDA 受容体抗体はループス精神病やシェーグレン症候群で陽性となり，NMDA 受容体脳炎とは異なる抗体である[62]。NR2 に対する抗体は商業ベースで測定できないため海外研究機関へコンタクトして依頼する必要がある。

抗 GAD 抗体

髄液中 GAD 抗体は自己免疫小脳失調症や stiff-person 症候群，GAD 抗体陽性てんかん，辺縁系脳炎などで検出されることがある。GAD には GAD65 と GAD67 の 2 種類のアイソザイムがあり膵臓には GAD65 が発現し，脳には両方のアイソザイムが存在している。通常の 1 型糖尿病では血中 GAD 抗体価は 100 U/mL 以下であることが多いが神経症状をきたす場合には血中 GAD 抗体価は 2,000 U/

髄液 HVA，5-HIAA，MHPG の正常値

正常値が研究によって少しずつ異なるため，2000 年以降に発表された論文で示されているコントロール群の値を示す。おおむね一致しているようである。基準値一覧表に示した正常値はその中の 1 つであることに注意してもらいたい。多くの論文では単位を nmol/L で表記しているが検査会社からの報告は ng/mL で届くため ng/mL に変換して表示した。

髄液 HVA，5-HIAA，MHPG 値の報告

HVA	5-HIAA	MHPG	文献
(nmol/L)	(nmol/L)	(nmol/L)	
(ng/mL)	(ng/mL)	(ng/mL)	
230±106	125±53	47±10	35)
45.5±21	23.9±10.1	8.6±1.84	
228±128	126±55	47±12	38)
45.1±25.3	24.1±10.5	8.6±2.21	
214±112	123±54	46±11	39)
42.4±22.3	23.5±10.3	8.46±2.02	
120～180	77.4～120	27.7～38	120)
23.9～35.7	14.8～23	5.1～7.0	

注：HVA，5-HIAA，MHPG の分子量をそれぞれ 198，191，184 (g/mol) として計算して単位をそろえて表示した。

mLを超える高値を示すことが多い[64,121]。髄液中GAD抗体価指数（髄液GAD抗体/血清GAD抗体）×（血清アルブミン/髄液アルブミン）が1.0以上に上昇していれば中枢神経系でのGAD抗体産生が示唆される[63,64]。抗GAD抗体陽性でも糖尿病を発症してなかったり，種々の神経症状を呈するのは標的とするアイソザイムの違いやエピトープの違いによると考えられている。一般的に外注検査で測定されるGAD抗体はGAD65に対する抗体である。

TPO抗体，抗サイログロブリン抗体

橋本脳症患者の62〜75％で髄液中からも検出される[65]。脳症を起こしていない橋本病患者での髄液中のデータに関して詳細なものは報告されていない。

フローサイトメトリー

フローサイトメトリーは細胞表面抗原に対するモノクローナル抗体を用いて細胞がどのような表面形質を持つ細胞であるかを解析する検査で血液腫瘍の診断に用いられる。髄液検査では悪性リンパ腫や白血病の診断で用いられる[122,123]。実際には中枢神経悪性リンパ腫で最も使用されるため以下に基本的な事項も含めて概要を示す。

免疫グロブリンはB細胞に特異的に発現するマーカーで重鎖（H鎖）と軽鎖（L鎖）からなる。L鎖はκ（カッパー）鎖またはλ（ラムダ）鎖で，1つのB細胞はκ鎖かλ鎖のどちらかしか発現せずその比はおおむね$\kappa : \lambda = 3 : 2$（κ/λ比0.5〜3.0）である。腫瘍はごく少数の形質細胞が無限に増殖しているためにκかλのどちらかを持つ腫瘍細胞が異常増殖している。そのため腫瘍細胞を解析すると$\kappa : \lambda$比に偏り生じる。これをモノクローナルな増殖またはクローナリティがあると表現する。感染や炎症に伴うB細胞増多の場合は種々のB細胞が増殖するためにこのようなL鎖の偏りは見られずポリクローナルな増殖となりクローナリティはないということになる。フローサイトメトリーではB細胞から遊離して髄液中に浮遊している免疫グロブリンではなくB細胞表面に発現している表面免疫グロブリンを測定することでB細胞のクローナリティを証明することができる。

無菌性髄膜炎でも悪性リンパ腫でも髄液中リンパ球が増加するが無菌性髄膜炎や正常髄液の場合のリンパ球はほとんどがTリンパ球である[124,125]。悪性リンパ腫でもリンパ球優位の髄液細胞数増多が認められるが，多くは腫瘍による炎症で反応性に増加したものであるため腫瘍細胞は髄液細胞全体の中では少ない。そのためフローサイトメトリーで髄液細胞全体を解析してもCD19，CD20陽性細胞ばかりでB細胞系に偏っていたり，$\kappa:\lambda$比が全体で偏っていることは期待できない。それを解決して髄液細胞を用いてB細胞悪性リンパ腫の診断をするためにはB細胞マーカーであるCD19，CD20陽性細胞に絞って（ゲーティングして）解析を行い，$\kappa:\lambda$比を解析する必要がある。

　フローサイトメトリー解析そのものは髄液細胞が1個から理論的には可能であるが細胞数が少ないと解析は無意味である。髄液細胞数は少なくとも$50/\mu L$以上あることが望ましくなるべく多いほうがよい。髄液B細胞での$\kappa:\lambda$比の正常値はないが正常リンパ節ではκ/λ比は0.5～3.0であり髄液でもこれを逸脱した場合にはクローナリティの存在を疑う[126]。

　フローサイトメトリーは大学や研究機関以外で自前では行うことはないので悪性リンパ腫を疑う場合には外注して行う。例えばSRLなら［悪性リンパ腫解析（MLA）CD45ゲーティング］の血液検体用の項目に髄液を提出する。解析結果を見慣れていない場合には結果に関して血液内科にコンサルトして相談するとよい。

Reference

1) 日本臨床衛生検査技師会監：髄液検査技術教本．丸善出版，東京，2015．
2) 高久史麿監：臨床検査データブック．医学書院，東京，2015．
3) Ziadie M, Wians FH：A Guide to the Interpretation of CSF Indices. Laboratory Medicine 2005；36：558-62.
4) Lu LX, Della-Torre E, Stone JH, et al.：IgG4-related hypertrophic pachymeningitis：clinical features, diagnostic criteria, and treatment. JAMA Neurol 2014；71：785-93.
5) Henriksson A, Kam-Hansen S, Link H：IgM, IgA and IgG producing cells in cerebrospinal fluid and peripheral blood in multiple sclerosis. Clin Exp Immunol 1985；62：176-84.
6) Osoegawa M, Ochi H, Minohara M, et al.：Myelitis with atopic diathesis：a nationwide survey of 79 cases in Japan. J Neurol Sci 2003；209：5-11.

7) Taieb G, Duflos C, Renard D, et al.: Long-term outcomes of CLIPPERS (chronic lymphocytic inflammation with pontine perivascular enhancement responsive to steroids) in a consecutive series of 12 patients. Arch Neurol 2012 ; 69 : 847-55.
8) Harrington MG, Fonteh AN, Cowan RP, et al.: Cerebrospinal fluid sodium increases in migraine. Headache 2006 ; 46 : 1128-35.
9) Berle M, Wester KG, Ulvik RJ, et al.: Arachnoid cysts do not contain cerebrospinal fluid : A comparative chemical analysis of arachnoid cyst fluid and cerebrospinal fluid in adults. Cerebrospinal Fluid Res 2010 ; 7 : 8.
10) 下田雅美, 山田晋也, 山本勇夫, 他：細菌性髄膜炎における乳酸アシドーシス. Neurol Med Chir 1988 ; 28.
11) 土屋寿司郎, 埴生知則, 出野 秀, 他：クモ膜下出血患者の髄液電解質について. 医療 1978 ; 32 : 850-4.
12) 板垣祐輔, 三牧孝至, 清水一男, 他：神経型 Wilson 病の髄液銅の変動と臨床症状. 小児科臨床 1989 ; 42 : 1579-84.
13) Aspli KT, Flaten TP, Roos PM, et al.: Iron and copper in progressive demyelination—New lessons from Skogholt's disease. J Trace Elem Med Biol : organ of the Society for Minerals and Trace Elements (GMS) 2015 ; 31 : 183-7.
14) Salvatore CM, Chen TK, Toussi SS, et al.: (1→3)-β-d-Glucan in Cerebrospinal Fluid as a Biomarker for Candida and Aspergillus Infections of the Central Nervous System in Pediatric Patients. J Pediatric Infect Dis Soc 2016 ; 5 : 277-86.
15) Lyons JL, Thakur KT, Lee R, et al.: Utility of measuring (1,3)-β-d-glucan in cerebrospinal fluid for diagnosis of fungal central nervous system infection. J Clin Microbiol 2015 ; 53 : 319-22.
16) 中島一郎：MS と NMO の血清および脳脊髄液マーカー. Pharma Medica 2013 ; 31 : 33-6.
17) Yamada K, Toribe Y, Yanagihara K, et al.: Diagnostic accuracy of blood and CSF lactate in identifying children with mitochondrial diseases affecting the central nervous system. Brain Dev 2012 ; 34 : 92-7.
18) Hourani BT, Hamlin EM, Reynolds TB : Cerebrospinal fluid glutamine as a measure of hepatic encephalopathy. Arch Intern Med 1971 ; 127 : 1033-6.
19) Plum F : The CSF in hepatic encephalopathy. Exp Biol Med 1971 ; 4 : 34-41.
20) Kanbayashi T, Kodama T, Kondo H, et al.: CSF histamine contents in narcolepsy, idiopathic hypersomnia and obstructive sleep apnea syndrome. Sleep 2009 ; 32 : 181-7.
21) Popp J, Lewczuk P, Linnebank M, et al.: Homocysteine metabolism and cerebrospinal fluid markers for Alzheimer's disease. J Alzheimers Dis 2009 ; 18 : 819-28.
22) Smach MA, Jacob N, Golmard JL, et al.: Folate and homocysteine in the cerebrospinal fluid of patients with Alzheimer's disease or dementia : a case control study. Eur Neurol 2011 ; 65 : 270-8.
23) Hirohata S, Kanai Y, Mitsuo A, et al.: Accuracy of cerebrospinal fluid IL-6

23) testing for diagnosis of lupus psychosis. A multicenter retrospective study. Clin Rheumatol 2009 ; 28 : 1319-23.
24) Dixit P, Garg RK, Malhotra HS, et al. : Cytokines and matrix metalloproteinases in the cerebrospinal fluid of patients with acute transverse myelitis : an outcome analysis. Inflamm Res 2016 ; 65 : 125-32.
25) Salmaggi A, Eoli M, Corsini E, et al. : Cerebrospinal fluid interleukin-10 levels in primary central nervous system lymphoma : a possible marker of response to treatment? Ann Neurol 2000 ; 47 : 137-8.
26) Nguyen-Them L, Costopoulos M, Tanguy ML, et al. : The CSF IL-10 concentration is an effective diagnostic marker in immunocompetent primary CNS lymphoma and a potential prognostic biomarker in treatment-responsive patients. Eur J Cancer 2016 ; 61 : 69-76.
27) 田中　健, 白石　香, 坂本昭彦, 他：造血器腫瘍における髄液中可溶性IL-2Rの臨床的検討. 癌と化学療法 1996 ; 23 : 863-9.
28) Petereit HF, Reske D, Tumani H, et al. : Soluble CSF interleukin 2 receptor as indicator of neurosarcoidosis. J Neurol 2010 ; 257 : 1855-63.
29) Scott BJ, Douglas VC, Tihan T, et al. : A systematic approach to the diagnosis of suspected central nervous system lymphoma. JAMA Neurol 2013 ; 70 : 311-9.
30) van der Flier M, Stockhammer G, Vonk GJ, et al. : Vascular endothelial growth factor in bacterial meningitis : detection in cerebrospinal fluid and localization in postmortem brain. J Infect Dis 2001 ; 183 : 149-53.
31) Peles E, Lidar Z, Simon AJ, et al. : Angiogenic Factors in the Cerebrospinal Fluid of Patients with Astrocytic Brain Tumors. Neurosurgery 2004 ; 55 : 562-8.
32) Kato T, Hoshi K, Sekijima Y, et al. : Rheumatoid meningitis : an autopsy report and review of the literature. Clin Rheumatol 2003 ; 22 : 475-80.
33) Batabyal SK, Ghosh B, Sengupta S, et al. : Cerebrospinal fluid and serum carcinoembryonic antigen in brain tumors. Neoplasma 2003 ; 50 : 377-9.
34) Kang SJ, Kim KS, Ha YS, et al. : Diagnostic value of cerebrospinal fluid level of carcinoembryonic antigen in patients with leptomeningeal carcinomatous metastasis. J Clin Neurol 2010 ; 6 : 33-7.
35) Herbert MK, Kuiperij H, Bloem BR, et al. : Levels of HVA, 5-HIAA, and MHPG in the CSF of vascular parkinsonism compared to Parkinson's disease and controls. J Neurol 2013 ; 260 : 3129-33.
36) Ichikawa N : Study on monoamine metabolite contents of cerebrospinal fluid in patients with neurodegenerative diseases. Tohoku J Exp Med 1986 ; 150 : 435-46.
37) Vermeiren Y, Le Bastard N, Van Hemelrijck A, et al. : Behavioral correlates of cerebrospinal fluid amino acid and biogenic amine neurotransmitter alterations in dementia. Alzheimers Dement 2013 ; 9 : 488-98.
38) Abdo WF, van de Warrenburg BP, Munneke M, et al. : CSF analysis differentiates multiple-system atrophy from idiopathic late-onset cerebellar ataxia. Neurology 2006 ; 67 : 474-9.
39) Abdo WF, van de Warrenburg BP, Kremer HP, et al. : CSF biomarker pro-

files do not differentiate between the cerebellar and parkinsonian phenotypes of multiple system atrophy. Parkinsonism Relat Disord 2007；13：480-2.
40) Abdo WF, De Jong D, Hendriks JC, et al.：Cerebrospinal fluid analysis differentiates multiple system atrophy from Parkinson's disease. Mov Disord 2004；19：571-9.
41) Sanchez-Juan P, Green A, Ladogana A, et al.：CSF tests in the differential diagnosis of Creutzfeldt-Jakob disease. Neurology 2006；67：637-43.
42) Hall S, Ohrfelt A, Constantinescu R, et al.：Accuracy of a panel of 5 cerebrospinal fluid biomarkers in the differential diagnosis of patients with dementia and/or parkinsonian disorders. Arch Neurol 2012；69：1445-52.
43) Kanai M, Matsubara E, Isoe K, et al.：Longitudinal study of cerebrospinal fluid levels of tau, A beta1-40, and A beta1-42(43) in Alzheimer's disease：a study in Japan. Ann Neurol 1998；44：17-26.
44) Shoji M, Matsubara E, Murakami T, et al.：Cerebrospinal fluid tau in dementia disorders：a large scale multicenter study by a Japanese study group. Neurobiol Aging 2002；23：363-70.
45) Mattsson N, Zetterberg H, Hansson O, et al.：CSF biomarkers and incipient Alzheimer disease in patients with mild cognitive impairment. JAMA 2009；302：385-93.
46) Schoonenboom NS, Reesink FE, Verwey NA, et al.：Cerebrospinal fluid markers for differential dementia diagnosis in a large memory clinic cohort. Neurology 2012；78：47-54.
47) Hansson O, Zetterberg H, Buchhave P, et al.：Prediction of Alzheimer's disease using the CSF Abeta42/Abeta40 ratio in patients with mild cognitive impairment. Dement Geriatr Cogn Disord 2007；23：316-20.
48) Nutu M, Zetterberg H, Londos E, et al.：Evaluation of the cerebrospinal fluid amyloid-β1-42/amyloid-β1-40 ratio measured by alpha-LISA to distinguish Alzheimer's disease from other dementia disorders. Dement Geriatr Cogn Disord 2013；36：99-110.
49) Dumurgier J, Schraen S, Gabelle A, et al.：Cerebrospinal fluid amyloid-β 42/40 ratio in clinical setting of memory centers：a multicentric study. Alzheimer's Res Ther 2015；7：30.
50) 厚生労働科学研究費補助金難治性疾患等政策研究事業HAM及びHTLV-1関連希少難治性炎症性疾患の実態調査に基づく診療指針作成と診療基盤の構築をめざした政策研究班：HAM診療マニュアル第2版. 2016. http://www.htlv1joho.org/pdf/HAM_manual_ver2.pdf.
51) Blau N, Bonafé L, Thöny B：Tetrahydrobiopterin deficiencies without hyperphenylalaninemia：diagnosis and genetics of dopa-responsive dystonia and sepiapterin reductase deficiency. Mol Genet Metab 2001；74：172-85.
52) Baudin B, Beneteau-Burnat B, Vaubourdolle M：[Angiotensin I-converting enzyme in cerebrospinal fluid and neurosarcoidosis]. Ann Biol Clin (Paris) 2005；63：475-80.
53) Wahlbeck K, Ahokas A, Nikkila H, et al.：A longitudinal study of cerebrospi-

nal fluid angiotensin-converting enzyme in neuroleptic-treated schizophrenia. Prog Neuropsychopharmacol Biol Psychiatry 1997 ; 21 : 591-9.
54) Wahlbeck K, Ahokas A, Miettinen K, et al. : Higher cerebrospinal fluid angiotensin-converting enzyme levels in neuroleptic-treated than in drug-free patients with schizophrenia. Schizophr Bull 1998 ; 24 : 391-7.
55) Dale JC, O'Brien JF : Determination of angiotensin-converting enzyme levels in cerebrospinal fluid is not a useful test for the diagnosis of neurosarcoidosis. Mayo Clin Proc 1999 ; 74 : 535.
56) Firth G, Rees J, McKeran RO : The value of the measurement of cerebrospinal fluid levels of lysozyme in the diagnosis of neurological disease. J Neurol Neurosurg Psychiatry 1985 ; 48 : 709-12.
57) 本田 真 : ナルコレプシーの診断と治療. 睡眠医療 2008 ; 2 : 152-6.
58) Mizuno S, Mihara T, Miyaoka T, et al. : CSF iron, ferritin and transferrin levels in restless legs syndrome. J Sleep Res 2005 ; 14 : 43-7.
59) Schirinzi T, Sancesario G, Anemona L, et al. : CSF biomarkers in superficial siderosis : a new tool for diagnosis and evaluation of therapeutic efficacy of deferiprone-a case report. Neurol Sci 2014 ; 35 : 1151-2.
60) Kolodziej MA, Proemmel P, Quint K, et al. : Cerebrospinal fluid ferritin-unspecific and unsuitable for disease monitoring. Neurol Neurochir Pol 2014 ; 48 : 116-21.
61) Mariani S, Ventriglia M, Simonelli I, et al. : Fe and Cu do not differ in Parkinson's disease : a replication study plus meta-analysis. Neurobiol Aging 2013 ; 34 : 632-3.
62) Levite M : Glutamate receptor antibodies in neurological diseases : anti-AMPA-GluR3 antibodies, anti-NMDA-NR1 antibodies, anti-NMDA-NR2A/B antibodies, anti-mGluR1 antibodies or anti-mGluR5 antibodies are present in subpopulations of patients with either : epilepsy, encephalitis, cerebellar ataxia, systemic lupus erythematosus (SLE) and neuropsychiatric SLE, Sjogren's syndrome, schizophrenia, mania or stroke. These autoimmune anti-glutamate receptor antibodies can bind neurons in few brain regions, activate glutamate receptors, decrease glutamate receptor's expression, impair glutamate-induced signaling and function, activate blood brain barrier endothelial cells, kill neurons, damage the brain, induce behavioral/psychiatric/cognitive abnormalities and ataxia in animal models, and can be removed or silenced in some patients by immunotherapy. J Neural Transm (Vienna) 2014 ; 121 : 1029-75.
63) 三苫 博, 水澤英洋 : 抗 GAD 抗体と免疫性神経疾患. 日本臨床 2013 ; 71 : 921-6.
64) Saiz A, Blanco Y, Sabater L, et al. : Spectrum of neurological syndromes associated with glutamic acid decarboxylase antibodies : diagnostic clues for this association. Brain 2008 ; 131 : 2553-63.
65) Zhou JY, Xu B, Lopes J, et al. : Hashimoto encephalopathy : literature review. Acta Neurol Scand 2016.
66) Payer J, Petrovic T, Lisy L, et al. : Hashimoto encephalopathy : a rare intricate syndrome. Int J Endocrinol Metab 2012 ; 10 : 506-14.

67) 池口邦彦：神経梅毒．神経感染症を究める（水澤英洋編）．中山書店，東京，208-15，2014．
68) Hirohata S, Inoue T, Yamada A, et al.：Quantitation of IgG, IgA and IgM in the cerebrospinal fluid by a solid-phase enzyme-immunoassay. Establishment of normal control values. J Neurol Sci 1984；63：101-10.
69) Reske D, Petereit HF, Heiss WD：Difficulties in the differentiation of chronic inflammatory diseases of the central nervous system-value of cerebrospinal fluid analysis and immunological abnormalities in the diagnosis. Acta Neurol Scand 2005；112：207-13.
70) Kowarik MC, Grummel V, Wemlinger S, et al.：Immune cell subtyping in the cerebrospinal fluid of patients with neurological diseases. J Neurol 2014；261：130-43.
71) Stuerenburg HJ：CSF copper concentrations, blood-brain barrier function, and coeruloplasmin synthesis during the treatment of Wilson's disease. J Neural Transm（Vienna）2000；107：321-9.
72) Teodoro T, Neutel D, Lobo P, et al.：Recovery after copper-deficiency myeloneuropathy in Wilson's disease. J Neurol 2013；260：1917-8.
73) da Silva-Junior FP, Machado AA, Lucato LT, et al.：Copper deficiency myeloneuropathy in a patient with Wilson disease. Neurology 2011；76：1673-4.
74) Gomes HR：Cerebrospinal fluid approach on neuro-oncology. Arq Neuropsiquiatr 2013；71：677-80.
75) 佐久嶋研，矢部一郎，佐々木秀直：再注目される感染性髄膜炎の古典的髄液診断マーカー．臨床神経 2012；52：6-11.
76) Thwaites G, Fisher M, Hemingway C, et al.：British Infection Society guidelines for the diagnosis and treatment of tuberculosis of the central nervous system in adults and children. J Infect 2009；59：167-87.
77) Janssen JC, Godbolt AK, Ioannidis P, et al.：The prevalence of oligoclonal bands in the CSF of patients with primary neurodegenerative dementia. J Neurol 2004；251：184-8.
78) Sakushima K, Hayashino Y, Kawaguchi T, et al.：Diagnostic accuracy of cerebrospinal fluid lactate for differentiating bacterial meningitis from aseptic meningitis：a meta-analysis. J Infect 2011；62：255-62.
79) Scalabrino G, Carpo M, Bamonti F, et al.：High tumor necrosis factor-alpha [corrected] levels in cerebrospinal fluid of cobalamin-deficient patients. Ann Neurol 2004；56：886-90.
80) Isobe C, Terayama Y：A remarkable increase in total homocysteine concentrations in the CSF of migraine patients with aura. Headache 2010；50：1561-9.
81) Hirohata S, Isshi K, Oguchi H, et al.：Cerebrospinal fluid interleukin-6 in progressive Neuro-Behcet's syndrome. Clin Immunol Immunopathol 1997；82：12-7.
82) Takahashi W, Nakada TA, Abe R, et al.：Usefulness of interleukin 6 levels in the cerebrospinal fluid for the diagnosis of bacterial meningitis. J Crit Care 2014；29：693 e1-6.

83) Ichiyama T, Shoji H, Takahashi Y, et al.：Cerebrospinal fluid levels of cytokines in non-herpetic acute limbic encephalitis：comparison with herpes simplex encephalitis. Cytokine 2008；44：149-53.
84) Kamei S, Taira N, Ishihara M, et al.：Prognostic value of cerebrospinal fluid cytokine changes in herpes simplex virus encephalitis. Cytokine 2009；46：187-93.
85) Vila N, Castillo J, Davalos A, et al.：Proinflammatory cytokines and early neurological worsening in ischemic stroke. Stroke 2000；31：2325-9.
86) Wu W, Guan Y, Zhao G, et al.：Elevated IL-6 and TNF-alpha Levels in Cerebrospinal Fluid of Subarachnoid Hemorrhage Patients. Mol Neurobiol 2016；53：3277-85.
87) Uzawa A, Mori M, Ito M, et al.：Markedly increased CSF interleukin-6 levels in neuromyelitis optica, but not in multiple sclerosis. J Neurol 2009；256：2082-4.
88) Wullschleger A, Kapina V, Molnarfi N, et al.：Cerebrospinal fluid interleukin-6 in central nervous system inflammatory diseases. PloS one 2013；8：e72399.
89) Maxeiner HG, Marion Schneider E, Kurfiss ST, et al.：Cerebrospinal fluid and serum cytokine profiling to detect immune control of infectious and inflammatory neurological and psychiatric diseases. Cytokine 2014；69：62-7.
90) Sasayama T, Nakamizo S, Nishihara M, et al.：Cerebrospinal fluid interleukin-10 is a potentially useful biomarker in immunocompetent primary central nervous system lymphoma (PCNSL). Neuro Oncol 2012；14：368-80.
91) Sampath P, Weaver CE, Sungarian A, et al.：Cerebrospinal fluid (vascular endothelial growth factor) and serologic (recoverin) tumor markers for malignant glioma. Cancer control 2004；11：174-80.
92) van de Langerijt B, Gijtenbeek JM, de Reus HP, et al.：CSF levels of growth factors and plasminogen activators in leptomeningeal metastases. Neurology 2006；67：114-9.
93) Satoh K, Shirabe S, Eguchi H, et al.：14-3-3 protein, total tau and phosphorylated tau in cerebrospinal fluid of patients with Creutzfeldt-Jakob disease and neurodegenerative disease in Japan. Cell Mol Neurobiol 2006；26：45-52.
94) Takeuchi J, Shimada H, Ataka S, et al.：Clinical features of Pittsburgh compound-B-negative dementia. Dement Geriatr Cogn Disord 2012；34：112-20.
95) Aerts MB, Esselink RA, Bloem BR, et al.：Cerebrospinal fluid tau and phosphorylated tau protein are elevated in corticobasal syndrome. Mov Disord 2011；26：169-73.
96) Chou SH, Robertson CS, Participants in the International Multi-disciplinary Consensus Conference on the Multimodality M：Monitoring biomarkers of cellular injury and death in acute brain injury. Neurocrit Care 2014；21 Suppl 2：S187-214.
97) Martens P, Raabe A, Johnsson P：Serum S-100 and neuron-specific enolase

for prediction of regaining consciousness after global cerebral ischemia. Stroke 1998；29：2363-6.
98) Stoeck K, Sanchez-Juan P, Gawinecka J, et al.：Cerebrospinal fluid biomarker supported diagnosis of Creutzfeldt-Jakob disease and rapid dementias：a longitudinal multicentre study over 10 years. Brain 2012；135：3051-61.
99) Sato T, Coler-Reilly A, Utsunomiya A, et al.：CSF CXCL10, CXCL9, and neopterin as candidate prognostic biomarkers for HTLV-1-associated myelopathy/tropical spastic paraparesis. PLoS Neg Trop Dis 2013；7：e2479.
100) Bagnato F, Durastanti V, Finamore L, et al.：Beta-2 microglobulin and neopterin as markers of disease activity in multiple sclerosis. Neurol Sci 2003；24 Suppl 5：S301-4.
101) Yoshida Y, Une F, Utatsu Y, et al.：Adenosine and neopterin levels in cerebrospinal fluid of patients with neurological disorders. Internal medicine (Tokyo) 1999；38：133-9.
102) 藤岡弘季, 新宅治夫：瀬川病では血液ネオプテリン値が低下する. 関西福祉科学大学紀要 2016：91-8.
103) Pawate S, Moses H, Sriram S：Presentations and outcomes of neurosarcoidosis：a study of 54 cases. QJM 2009；102：449-60.
104) Bridel C, Courvoisier DS, Vuilleumier N, et al.：Cerebrospinal fluid angiotensin-converting enzyme for diagnosis of neurosarcoidosis. J Neuroimmunol 2015；285：1-3.
105) Sakushima K, Yabe I, Nakano F, et al.：Clinical features of spinal cord sarcoidosis：analysis of 17 neurosarcoidosis patients. J Neurol 2011；258：2163-7.
106) Nozaki K, Judson MA：Neurosarcoidosis：Clinical manifestations, diagnosis and treatment. Presse Med 2012；41：e331-48.
107) Sharma OP：Neurosarcoidosis. Chest 1997；112：220-8.
108) Mishra OP：Cerebrospinal Fluid Lysozyme Level for the Diagnosis of Tuberculous Meningitis in Children. J Trop Pediatr 2003；49：13-6.
109) Terent A, Hallgren R, Venge P, et al.：Lactoferrin, lysozyme, and beta 2-microglobulin in cerebrospinal fluid. Elevated levels in patients with acute cerebrovascular lesions as indices of inflammation. Stroke 1981；12：40-6.
110) Hoijer MA, de Groot R, van Lieshout L, et al.：Differences in N-acetylmuramyl-L-alanine amidase and lysozyme in serum and cerebrospinal fluid of patients with bacterial meningitis. J Infect Dis 1998；177：102-6.
111) Heier MS, Skinningsrud A, Paus E, et al.：Increased cerebrospinal fluid levels of nerve cell biomarkers in narcolepsy with cataplexy. Sleep Med 2014；15：614-8.
112) Kanbayashi T, Shimohata T, Nakashima I, et al.：Symptomatic narcolepsy in patients with neuromyelitis optica and multiple sclerosis：new neurochemical and immunological implications. Arch Neurol 2009；66：1563-6.
113) Boddum K, Hansen MH, Jennum PJ, et al.：Cerebrospinal Fluid Hypocretin-1 (Orexin-A) Level Fluctuates with Season and Correlates with Day

Length. PloS one 2016 ; 11 : e0151288.
114) Petzold A, Worthington V, Appleby I, et al. : Cerebrospinal fluid ferritin level, a sensitive diagnostic test in late-presenting subarachnoid hemorrhage. J Stroke Cerebrovasc Dis 2011 ; 20 : 489-93.
115) Rezaei M, Mamishi S, Mahmoudi S, et al. : Cerebrospinal fluid ferritin in children with viral and bacterial meningitis. British journal of biomedical science 2013 ; 70 : 101-3.
116) Earley CJ, Hyland K, Allen RP : Circadian changes in CSF dopaminergic measures in restless legs syndrome. Sleep Med 2006 ; 7 : 263-8.
117) Bottiglieri T, Laundy M, Crellin R, et al. : Homocysteine, folate, methylation, and monoamine metabolism in depression. J Neurol Neurosurg Psychiatry 2000 ; 69 : 228-32.
118) Cremniter D, Jamain S, Kollenbach K, et al. : CSF 5-HIAA levels are lower in impulsive as compared to nonimpulsive violent suicide attempters and control subjects. Biological psychiatry 1999 ; 45 : 1572-9.
119) Engström G, Alling C, Blennow K, et al. : Reduced cerebrospinal HVA concentrations and HVA/5-HIAA ratios in suicide attempters. Monoamine metabolites in 120 suicide attempters and 47 controls. Eur neuropsychopharmacol 1999 ; 9 : 399-405.
120) Markianos M, Lafazanos S, Koutsis G, et al. : CSF neurotransmitter metabolites and neuropsychiatric symptomatology in patients with normal pressure hydrocephalus. Clin Neurol Neurosurg 2009 ; 111 : 231-4.
121) Arino H, Gresa-Arribas N, Blanco Y, et al. : Cerebellar ataxia and glutamic acid decarboxylase antibodies : immunologic profile and long-term effect of immunotherapy. JAMA Neurol 2014 ; 71 : 1009-16.
122) Pittman M, Treese S, Chen L, et al. : Utility of flow cytometry of cerebrospinal fluid as a screening tool in the diagnosis of central nervous system lymphoma. Arch Pathol Lab Med 2013 ; 137 : 1610-8.
123) Bromberg JE, Breems DA, Kraan J, et al. : CSF flow cytometry greatly improves diagnostic accuracy in CNS hematologic malignancies. Neurology 2007 ; 68 : 1674-9.
124) Svenningsson A, Andersen O, Edsbagge M, et al. : Lymphocyte phenotype and subset distribution in normal cerebrospinal fluid. J Neuroimmunol 1995 ; 63 : 39-46.
125) Uchihara T, Ikeda M, Takahashi H, et al. : CSF lymphocyte subsets in aseptic meningitis : dual-labelling analysis with flow cytometry. Acta Neurol Scand 1990 ; 81 : 468-70.
126) Kawano-Yamamoto C, Muroi K, Izumi T, et al. : Two-color flow cytometry with a CD19 gate for the evaluation of bone marrow involvement of B-cell lymphoma. Leuk Lymphoma 2002 ; 43 : 2133-7.

（太田浄文）

4. 神経感染症

中枢神経感染症における病原体，ゲノム，抗原，抗体検査

●抗体検査法

抗体価測定法はいくつもあるが代表的なものではCF法，HI法，NT法，FA法，EIA法などがあり同じ微生物に対していくつも抗体価測定法がありどれを選んだらよいかわからない場合があるため簡単にそれぞれの特徴を述べる。具体的な測定原理は成書を参照して欲しい。

①CF（保体結合反応）法

HI法，NT法よりも遅れて上昇し比較的短期間に低下，消失する。急性感染に伴う変動が大きいためペア血清の測定に適する。

②HI（赤血球凝集抑制反応）法

感染後早期に上昇し長期間持続する。感染症患者の採血時にはすでにピークに達していることもありペア血清には適さないこともあるが，長期間持続するためワクチン接種の効果判定や疫学調査に用いられる。

③NT（中和反応）法

感染後約1週間で上昇し長期間持続する。感度，ウイルス型特異度が高くウイルス株同定に適する。

④FA法（蛍光抗体法）

感度が高くIgG，IgM，IgA別に測定可能である。

⑤EIA（酵素免疫測定）法

感度が高くIgG，IgM，IgA別に測定可能である。定量的評価も可能である。急性感染の判定，既感染，ワクチン効果判定などに用いられる。

上記の特性を踏まえて，感染症の診断のためにはEIA法が可能な場合にはまずそちらを選択しIgG，IgMを測定する。そうでない場合にはどれか1つ選ぶか，複数の方法で測定して後日にペア血清を用いて判断するのがよいと思われる。

●ペア血清（ペア検体）とは

感染に伴い病原微生物に対する抗体価は上昇するため，急性期とその2～3週間後の血清を用いて抗体価を比較し段階希釈法（PA法，IFA法，IAHA法，NT法，HI法，CF法）では4倍以上の上昇，一定濃度希釈法（EIA法，RIA法，CLIA法，LA法）では2倍以上の上昇をもって感染があったと判断する[1]。髄液でも同様である。ただし2or4倍以上の上昇がなくても急性感染の否定はできない。ペア血清は臨床現場では急性期に採血して測定し，2週間後に再度採血し抗体価測定して判定しているが，厳密には同時に測定するのが正しいやり方であるので本来は検体を保存しておいて急性期と回復期の血清を同時に同条件で測定し比較することが原則で，臨床で行われているペア血清の判定とは厳密には定義を満たしていないことは知っておくべきである。また病原体によっては必ずしもペア血清でなくても1回の抗体陽性のみで臨床的に診断可能な病原体もある。ワクチン接種歴がなく，地域での抗体保有率の低いことが条件となる。たとえば，現代日本人ではアメーバ赤痢や寄生虫などが当てはまる。

●急性感染の判定[2]

鏡検や培養などによる病原体の確認ができないウイルス感染などは抗体価やPCRを用いて急性感染の判定をすることになる。急性感染の証明には下記のものが用いられる。

①ペア検体における抗体価の2 or 4倍以上の上昇

ただし，ペア検体で比較するために急性期に診断がつかないという問題がある。

②血清，髄液でのIgM陽性

FA法，EIA法で測定される。

③-1 血清/髄液抗体価比＜20

③-2 抗体指数＞1.91

ウイルス感染においては髄腔内抗体産生を示唆する所見として，血清/髄液の抗体価比＜20または，抗体指数【髄液抗体価/血清抗体価）÷（髄液アルブミン/血清アルブミン）】＞1.91で急性中枢神経感染と判定する。

④PCR法による抗原検出

定性(Single PCR)と定量(リアルタイムPCR)があれば定量の方が望ましい。

⑤髄液からのウイルス分離

培養細胞を用いて行われるので一般病院で施行するのは困難である。

細菌性髄膜炎

腰椎穿刺の際の初圧が200〜500mmCSF程度に上昇し,病状の回復と共に正常化する。一般髄液所見では多形核球優位の細胞数増多(90%以上の症例で100/μL以上),髄液糖の低下,蛋白の上昇が見られる。例外として,抗菌薬の前投与がある場合やリステリア菌による髄膜炎,新生児におけるグラム陰性桿菌髄膜炎では初回髄液で単核球優位となることが知られている。また,B群連鎖球菌による髄膜炎では30%が髄液細胞数増多を示さないこと,高齢者や免疫抑制状態の患者においては細胞数や蛋白の上昇が軽度に留まることがある。

塗抹検査は細菌性,真菌性,結核性などの診断のために欠かせない検査であるが,喀痰検体に比べて髄液では菌体の自己融解が起きやすいため検体採取後の速やかな検査施行が重要である。判定者の経験や手技によってグラム染色性の判定の誤りや菌体形状判定の誤りが生じやすいことにも注意が必要である。一般的にグラム染色の感度は50〜90%,特異度100%,最小検出感度は10^5 cfu (colony forming units)/mL[3,4]であるが菌種ごとに検出感度は異なり,肺炎球菌90%,インフルエンザ菌86%,髄膜炎菌75%などは比較的高く,リステリア菌では50%以下と低い傾向にある。ただし,髄液の採取量を多くし,遠心分離器にかけ(1,500〜2,500 G,15分),その後の沈査を用いることによってグラム染色や培養による検出感度が大きく改善される[5,6]。菌種の確定,薬剤感受性の判定などのために培養検査も提出するが,培養結果の最終判断には48時間程度が必要となる。

適応菌種が限られ,薬剤感受性の判定などは不可能であるが,抗原検査を用いることによって迅速に起因菌の判定が可能となり,抗

菌薬の前投与により培養されない場合や塗抹検査陰性の場合でも起因菌の判定が可能な場合があるため有用である。本邦では PAS-TOREX® メニンジャイティス（バイオ・ラッド　ラボラトリーズ）により髄液だけでなく血清，尿などの体液検体より髄膜炎起因菌である *Haemophilus influenzae* b 型，*Streptococcus pneumoniae*，*Streptococcus* B 群および *Neisseria meningitidis* A 群，*Neisseria meningitides* B 群，*Escherichia coli* K1，*Neisseria meningitidis* C 群，*Neisseria meningitidis* Y/W135 群などの抗原を検出可能である。ただし，尿中抗原の出現には数日要し他の検体に比べ抗原の出現が遅れる。尿中抗原検出目的に用いられるイムノクロマト法による肺炎球菌抗原検出キット（本邦では BinaxNOW® 肺炎球菌が保険適用となっている）は髄液検体に対しても使用可能であり，感度・特異度ともに 99％ 程度と良好である[7]。ただし，肺炎球菌ワクチン接種後 5 日間程度は偽陽性となる可能性がある。

　ウイルス性髄膜炎と細菌性髄膜炎の鑑別においては血清プロカルシトニン，血清 CRP，髄液乳酸などが参考になるとされており，いずれも細菌性の場合により高値となることが言われている。血清プロカルシトニンについてカットオフ値は成人では 10.2 ng/mL，小児では 15.0 ng/mL とすると特異度 99％ である[8]。また，血清 CRP についてはカットオフを 10 mg/dL とすると感度は 87％ であり[9]，髄液乳酸値についてはカットオフを 35 mg/dL（＝3.88 mmol/L）とすると感度 93％，特異度 99％ とされている[10,11]。

結核性髄膜炎

　一般髄液検査では細胞数は単核球優位の上昇（10〜1,000/μL 程度）を示すが，初回髄液検査で多形核球優位となる例が 28％ 程度ある[12]。蛋白上昇，髄液糖低下も認められる。髄液クロール低下は髄液蛋白上昇の結果として起きる非特異的な現象であり疾患特異性はない。HIV 感染，ステロイド，免疫抑制剤使用例など免疫抑制状態では上記特徴を示さないことも多い。髄液抗酸菌塗抹の感度は 10〜37％，培養検査は感度 43〜52％ である[13-15]。ただし塗抹，培養ともに計 4 回の腰椎穿刺を繰り返すと塗抹・培養ともに陽性率は 80％ 台まで上昇する[15]。保険適用となっている結核菌 PCR 検査はリアルタ

イム PCR であり感度は報告にもよるが 17.5〜86％，特異度は 99％である[12]。感度が十分でないために結核菌を否定するためにはリアルタイム PCR でも検体を繰り返し提出する必要がある。リアルタイム PCR よりも優れた nested PCR は感度 90〜100％，特異度 100％と非常に有用な検査であり，保健科学研究所（巻末 APPENDIX 参照）に依頼すれば商業的に可能である[16]。ただし保険適用はない。PCR では薬剤感受性検査まで行うことができないため，近年では多剤耐性結核菌が増加している状況を鑑みると培養検査の提出も必須である。

結核性髄膜炎では髄液 ADA が高値を示し，診断に一定の有用性があるとされる。具体的には，ADA 8 U/L 以上で結核性髄膜炎の疑いがあり，15 U/L 以上で強く示唆されるが，特異度は高くなく，細菌性髄膜炎，脳悪性リンパ腫，マラリア，サイトメガロウイルス感染症，クリプトコッカス髄膜炎などでも高値を示すことがあり注意が必要である[12]。

髄液中のリンパ球は髄液採取後まもなく失活するため，髄液を用いて QFT-3 G を行うことはできない。T-SPOT は髄液を用いることが可能であり，成人例での検討では感度 59％，特異度は 89％であった[17]。

QFT-3 G と T-SPOT

インターフェロンγ遊離試験（IGRA）はクオンティフェロン TB® ゴールド（QFT-3 G）と T スポット®・TB（T-SPOT）がある。どちらも結核菌特異抗原刺激によって遊離される IFNγ を測定することにより結核診断に用いられる検査である。どちらも活動性結核と過去の感染を区別することはできない。血液検査ではどちらも感度，特異度ともにほぼ 80％を超える優秀な検査であるが，感度は少しだけ T-SPOT の方が優れ，特異度は少し QFT-3 G が優れている。ステロイド投与の影響は T-SPOT の方が少ない。HIV 感染者の判定に関してはどちらの検査も感度，特異度が低下し両者に有意な差はない[18]。

真菌感染症

真菌感染では一般髄液検査はどの菌種でも単核球優位の細胞数増多，蛋白上昇，糖は正常から低下となるためそれだけでは菌種の区別はできない。HIV感染者では細胞数の上昇が軽度に留まることも多い。血液中，髄液中の$β$-Dグルカンが上昇している場合にはアスペルギルスやカンジダの可能性が高く，クリプトコッカス，ムコールが原因菌の可能性は低い。鏡検ではクリプトコッカスの墨汁染色以外はまず原因真菌の同定はできないと思った方がよい。

●クリプトコッカス髄膜脳炎

クリプトコッカスは30種類以上存在するが感染の原因となるのは*Cryptococcus neoformans*と*Cryptococcus gatti*のみで日本では*Cryptococcus neoformans*がほとんどである。髄液の墨汁染色では莢膜を有する球形の菌体が認められる（感度70〜90%）[19]。培養では比較的早く培養されて数日で陽性となることが多い。血清，髄液のクリプトコッカスネオフォルマンス抗原は感度（93〜100%），特異度（93〜98%）ともに良好な検査である[20]。

●アスペルギルス症

中枢神経のアスペルギルス感染症93例のreviewでは細胞数増多は95.3%，髄液糖低下は62.5%，髄液培養の陽性率は31%であるが繰り返しの培養が必要な例もある。髄液中アスペルギルス抗原は11/13例で陽性であった[21]。髄液中の$β$-Dグルカン陽性となり，病勢の評価にもなる[22,23]。外注検査のアスペルギルス抗原はアスペルギルスの細胞壁を構成するガラクトマンナンを測定している検査である。侵襲性アスペルギルス症では抗体陽性率は低いが抗原陽性率が高い[24]。アスペルギルスのリアルタイムPCRはBMLで測定可能だが髄液での基準値がなく血液での基準値を参照して判定する。保険適用はない。

●ムコール症

培養の陽性率も低く診断に有効な抗原，抗体検査もない。髄液中の$β$-Dグルカンも上昇しないため診断は非常に難しい。生前の診断

には生検を要する。

●カンジダ髄膜脳炎

　診断には髄液の培養，カンジダ抗原，PCR を行うがそれらの感度，特異度は今のところ多数例の検討はされておらず不明である。カンジテック（LA 法）はカンジダ由来の易熱性糖蛋白質抗原であるカンジテック抗原をカンジテック試薬と反応させて測定している。カンジテック抗原の本体は特定されていないが何らかのカンジダ菌体成分が生体内で修飾されて生じた二次的産物と推定される。血液カンジダ抗原の感度は 50〜60％である。カンジダマンナン抗原はカンジダの細胞壁を構成するマンナンを測定する特異度の高い検査で ELISA 系が主に用いられる。ただしマンナンの構造は菌種特異的で外注のカンジダマンナン抗原検査は *Candida albicans* 由来のマンナン抗原を測定しているため *non-albicans Candida* の場合には交差反応で上昇することもあるがカンジダ菌種によっては陰性になりうる[24]。以上のことを踏まえるとカンジダ感染を疑った場合にはカンジテック，カンジダマンナン抗原の両方とも提出するのが無難であろう。ただし保険で査定される可能性が高い。カンジダ髄膜脳炎では髄液中の β-D グルカン陽性となる。カンジダのリアルタイム PCR は BML で外注可能だが髄液基準値がないため血液での正常値を参照して判定する。保険適用はない。

●ヒストプラズマ症

　ヒストプラズマ髄膜炎の review では髄液培養の頻度は低く 27％（4/15 例）で，10 mL ほどを繰り返し培養する必要がある。血液，髄液抗原検査の陽性率は 38〜67％である[25]。抗原検査は米国の Miravista 社で受託しているが日本では測定できない。抗体検査も国内受託はないため千葉大学真菌医学研究センター（巻末 APPENDIX 参照）に依頼して行うことになる。基本的に輸入感染症であり既感染の可能性は低いので一度の抗体陽性の時点で診断してもよい。血液中 β-D グルカン陽性になるため髄液中でも測定する価値があると思われる。

ウイルス性髄膜炎・脳炎・脳症一般

ウイルス性髄膜炎は一般に特別な治療をせずとも対処療法のみで治癒する予後良好な疾患で原因ウイルスも無数にあり、髄膜炎の原因ウイルスを全例で同定することは臨床的に意味がない。本書では臨床的に重要なもの、つまり脳炎の原因となったり、予後不良であったり、抗ウイルス治療が必要なウイルスを取り上げて解説する。

ウイルスによる中枢神経感染症の髄液検査では初圧の上昇、細胞数は髄膜炎では数 $100/\mu L$ 程度の増多を示す。脳炎では細胞数は正常から数 $10/\mu L$ のことが多く髄膜炎よりも少ない。髄液細胞数正常でも脳炎は否定できないことに留意すべきである。脳症では細胞数は正常のことが多く上昇しても軽度に留まる。ウイルス性髄膜炎・脳炎の髄液細胞は一般的には単核球優位とされるが病初期には多形核球優位であることも多い。病初期に多形核球優位でも数日経過すると単核球優位となる。髄膜炎・脳炎では髄液蛋白上昇、糖は正常または軽度低下である。脳症では髄液蛋白は正常から軽度増加、糖は正常である。ウイルス感染での髄液の塗抹標本では微生物を認めず、培養は陰性、一般血液検査では炎症反応は全く見られないか、あるとしても軽度のCRP上昇が見られるのみである。ウイルスの同定には髄液中の抗体価指数、髄液/血清抗体価比、ペア検体による抗体価の経時的測定および核酸検出(PCR)法が用いられる。定性PCRは Single PCR、定量PCRはリアルタイムPCRのことで定量PCR (=リアルタイムPCR) の方が感度がよくウイルス量もわかるためなるべく定量PCRを提出することを勧める。定性PCRだけでなく定量PCRも行っているかどうかは外注検査会社によって異なる。

単純ヘルペスウイルス (HSV) 感染症

ヘルペス脳炎の髄液検査では出血性病変を反映して赤血球やキサントクロミーが見られることがある。髄液PCRは感度、特異度ともに95%以上であるが、発症48時間以内と14日以後、アシクロビル投与開始7日以後で偽陰性を呈することがあるため、初回髄液のPCR陰性でも疑わしい場合には治療開始後でも再検すべきである[26]。Kaewpoowat らの報告では HSV 髄膜炎60例の髄液細胞数の

中央値は 325/μL, 髄液蛋白の中央値は 99.5 mg/dL, HSV 脳炎 20 例の髄液細胞数の中央値は 265/μL, 髄液蛋白の中央値は 82 mg/dL であった[27]。Kamei らの日本からの報告によると 45 例の HSV 脳炎の検討で髄液細胞数 0〜10/μL は 7 例, 11〜50/μL は 13 例, 51〜200/μL は 15 例, 201/μL 以上は 10 例, 髄液蛋白は 45 mg/dL 以下は 9 例, 45〜100 mg/dL は 21 例, 100 mg/dL 以上は 15 例であった[28]。ヘルペス脳炎では髄液細胞数が正常であることはまれではないために髄液細胞数正常であっても MRI や髄液 PCR, 抗体価測定などを行い診断を進めるべきである[29]。HSV には HSV-1 と HSV-2 があり脳炎を起こすものは HSV-1 が多く, 髄膜炎を起こすものは HSV-2 が多い[30]。外注の PCR では HSV-1 と HSV-2 の区別はつかず, 抗体検査（CF 法）での HSV-1, 2 それぞれも交叉反応で上昇してしまうために HSV-1 と HSV-2 の区別をすることは困難である。

水痘帯状疱疹ウイルス（VZV）感染症

VZV は髄膜炎, 脳炎, 脳神経麻痺, 脳血管障害などを起こす。Persson らの報告では VZV 髄膜炎 34 例の髄液所見はそれぞれ中央値で細胞数 170/μL, 蛋白 107 mg/dL, VZV 脳炎 28 例では細胞数 106/μL, 蛋白 80 mg/dL, VZV による脳神経麻痺 20 例では細胞数 92/μL, 蛋白 40 mg/dl, VZV による脳血管障害 6 例では細胞数 72/μL, 蛋白 51.5 mg/dL であった[31]。診断は他のウイルス感染症と同じく PCR, 抗体測定を用いて行われる。

サイトメガロウイルス（CMV）感染症

中枢神経系への感染の直接的な証明は髄液 PCR および抗体価測定である。それ以外に CMV 感染の証拠としては末梢血での CMV アンチゲネミア法や血清での抗体価測定がある。CMV アンチゲネミア法は髄液でもサイトメガロ感染した細胞を検出可能との報告もある[32]。通常は小児期に不顕性感染し無症候であるが免疫抑制状態により CMV 再活性化を起こし脳炎・髄膜炎を発症する。近年は日本国内での抗体保有率が低下しており 2008 年, 2009 年の妊婦調査では抗体保有率は 70% 程度であり成人でも初感染がありうる[33]。HIV 患者のサイトメガロウイルス脳炎・脊髄炎 7 例の報告では髄液

細胞数 0〜5/μL が 4 例,500〜1,000/μL が 3 例,髄液蛋白は 46〜100 mg/dL が 4 例,101 mg/dL 以上が 3 例であった[34]。骨髄移植後に発症した CMV 脳炎の 2 例は髄液細胞数が 12,42/μL,髄液蛋白は 55,51 mg/dL と報告されている[35]。

EB ウイルス（EBV）感染症

EB ウイルスは髄膜炎,脳炎,小脳炎,脊髄神経根炎,脳神経麻痺などの原因となる[36]。いずれも確定診断は PCR 検査および抗体価測定でなされる。髄膜炎の場合には一般髄液所見は通常の無菌性髄膜炎と同様の所見であるが異型細胞を認めることもある[36,37]。急性感染やウイルスの再活性化による脳炎の場合には髄液細胞数は正常から高度増加まで種々である[38-43]。慢性活動性 EBV 感染症による脳炎,脊髄炎の場合には髄液中に PCR で高コピー数検出されるが髄液細胞数は正常で蛋白は正常か軽度増加との報告がある[40]。

ヒトヘルペス 6 型ウイルス（HHV6）感染症

● acute encephalopathy with biphasic seizure and reduced diffusion（AESD）

HHV6 は突発性発疹の原因ウイルスで初感染時に「二相性けいれんと遅発性拡散能低下を呈する急性脳症（acute encephalopathy with biphasic seizure and reduced diffusion：AESD）」の原因ウイルスとして知られる。乳幼児期の突発性発疹発症時にまれに合併する疾患である。Kawamura らが 9 例の AESD 患者の髄液を解析した結果では 1 例のみ細胞数が 13/μL と上昇していたが 8 例の髄液細胞数は正常,髄液中の HHV6 は 6 例で検出された。HHV6 陽性 AESD の髄液サイトカイン動態に関する検討もなされていて主なものでは髄液 IL-6 上昇（6.0〜48.9 pg/mL,median 25.7 pg/mL),IL-8 上昇（50.5〜177.3 pg/mL,median 84.8pg/mL),IL-10 正常（0〜3.5 pg/mL,median 0.7pg/mL）であった。これらのサイトカインを血清と髄液を比較すると IL-6 と IL-8 は髄液が血清よりも高値で IL-10 は血清が髄液よりも高値という特徴を示した。髄液中の HHV6 のコピー数は 1,300〜3,390 コピー/mL であった[44]。AESD の原因としては HHV7 もあるがこれについては研究が進んでいない。

●HHV6脳炎

　HHV6は乳幼児期にほとんどすべての人が感染を経験するため，成人でのHHV6脳炎はすべて再活性化によるものと考えてよい。HHV6脳炎は免疫抑制状態で発症し特に造血幹細胞移植後に多く見られ，造血幹細胞移植において臍帯血移植では10%前後と多く発症し，臍帯血以外の移植では0～5%程度発症する[45]。髄液のHHV6 PCRが陽性かつ高コピー数となる。Kawamuraらの7例の移植後HHV6脳炎の髄液解析ではコピー数は中央値で464090.4コピー/mLであった[46]。血液中のHHV6も検出され10,000コピー/mL以上となる[47]。髄液，血液ともに発症の数日前から急激にコピー数が増加し抗ウイルス薬投与により急激に低下するために診断には治療前の評価が重要である。

　SeeleyらのHHV6造血幹細胞移植に発症したHHV6脳炎9例の報告では，髄液細胞数は0～5/μLは5例，6～20/μLが3例，25/μLが1例，髄液蛋白は0～45 mg/dLが4例，46～100 mg/dLが4例，106 mg/dLが1例であった[48]。HIV患者に発症したHHV6脳炎のCortiらの5例の報告では全例で細胞数正常，3例で蛋白上昇を認めた[49]。ただしHIV患者にはHHV6脳炎を発症していなくても2.2%（8/365例）に髄液中からHHV6 DNAが検出されるという報告がある[50]。まれではあるが免疫抑制状態にないにもかかわらずHHV6脳炎を発症することもあり，IsaacsonらはD免疫異常のない4例のHHV6脳炎を報告しており，髄液細胞数はぞれぞれ16，58，130，535/μL，髄液蛋白は111，66，45，282 mg/dLであり細胞数，蛋白ともに上昇していた[51]。このことからはHHV6脳炎で細胞数，蛋白正常が多いのは患者の免疫不全状態を反映した結果と推測される。

HHV6 DNA 偽陽性

HHV6のPCR検査で注意したいのはChromosomally integrated human herpesvirus-6（CIHHV 6）という現象である。これはHHV6ゲノムがヒト染色体に組み込まれた状態で，日本人の約0.21%に見られる[52]。このゲノムを持つレシピエントまたはドナーであった場合はウイルスが存在していなくても染色体上のHHV6 DNAがPCRで検出されるため偽陽性となるが病的意義はない。

日本脳炎

日本脳炎は日本国内の発症は1966年には2,000人/年以上であったがその後に都市化やワクチン開発により激減し現在は10人/年以下の発症となっている。血清の抗体保有率は5～25歳くらいまでは80%以上であるが30歳以降に急激に低下し40～60歳では40%以下となり，60歳以降では再度上昇してくる。なぜこのような年齢分布による違いが生じるのかはわかっていない。ただしこの抗体価の推移が日本では日本脳炎の発症が中高年に多いという事実を説明する可能性がある。またワクチン接種に関しては2005～2010年までの間は日本脳炎ワクチンが実質的に中止になっていたためこの時期に3歳前後であった児はワクチン接種率が低い可能性がある。血清抗体価の評価はこれらのことを前提として行う[53,54]。日本脳炎は無菌性髄膜炎を起こす場合と脳実質に障害を起こす場合がある。一般的髄液検査は他のウイルス性髄膜炎，脳炎と同様に単核球優位の細胞数上昇，蛋白増多，IgG-Index上昇を認める[55]。外注検査可能なのは髄液日本脳炎ウイルスRNA RT-PCR，日本脳炎ウイルス抗体CF法，HI法（JaGAr株）である。PCR法は感度が高いが発症早期しか検出できず陽性率が低いことが問題である[56,57]。血清のCF法16倍，HI法320倍以上ではペア検体でなくても単回の検査でほぼ確実と診断してよい[58]。外注検査でのIgM抗体の測定はできないがHI法を利用して2ME処理をする方法は外注可能でIgM抗体の存在を推定できる。HI法ではIgG抗体およびIgM抗体を一緒に測定しているがIgM抗体は抗原とのアフィニティー（吸着力）が弱いため

2ME 処理によって抗原と IgM 抗体が離れて HI 抗体価が減少する。2ME 処理によって HI 抗体価が無処理の HI 法での抗体価の4分の1以下に減少した場合には IgM 抗体が存在していると判断できる[53]。日本脳炎においては CF 法よりも HI 法の方が感度が高い。IgM 抗体の直接測定は外注では行っておらず国立感染症研究所へ相談，依頼する。ところで外注で行っている HI 法の JaGAr 株という単語が気になると思う。日本脳炎は遺伝子型によって I から V 型まで分類される。従来，日本では JaGAr 株を含む III 型が多かったが現在は I 型へシフトしてきている[59]。現在の JaGAr 株を抗原とする抗体検査で I 型日本脳炎ウイルスの抗体価がどれくらい上昇するかについては検討が必要である。

HIV 感染症

●HIV-1 関連神経認知障害（HIV-1 associated neurocognitive disorders：HAND）

HIV-1 感染によって引き起こされる認知機能障害の包括的名称で，AIDS 発症での日和見中枢神経感染症による認知機能障害は除外される。HIV-1 感染が進行し CD4 数最低値<200/mm^3 の時期に発症する。髄液細胞数は正常または軽度増加，髄液蛋白は軽度上昇，IgG-Index 上昇を認める。OCB 陽性，ネオプテリン上昇，β2MG 上昇，IL-6 上昇なども認められる[61-62]。髄液 HIV RNA 高値が特徴的で血中よりも髄液中 HIV RNA 量が高くなる。ただし適切に抗レトロウイルス療法を受けている場合には髄液中 HIV RNA が検出感度以下になることもある[63]。

●急性無菌性髄膜炎

HIV-1 感染急性期のウイルス性髄膜炎である。細胞数は 4〜82/μL（中央値 17/μL），蛋白は 17〜67 mg/dL（中央値 39 mg/dL）で軽度の上昇に留まり，髄液中 HIV RNA が RT-PCR で検出される[64]。

●HIV-1 関連遠位型感覚性多発ニューロパチー

慢性感覚性ポリニューロパチーで痛みや異常感覚を主訴とする。髄液細胞数は正常のことが多く，蛋白は軽度上昇する。CIDP と診

断されている例では髄液細胞数，蛋白ともに上昇していることが多い[65,66]。

●HIV-1 関連急性炎症性脱髄性多発ニューロパチー

HIV-1 感染によって発症したギラン・バレー症候群である。HIV-1 感染によるギラン・バレー症候群 10 例の報告では 4 例で髄液細胞数 5/μL 以上（5〜17/μL），髄液蛋白は全例で上昇（72〜388 mg/dL）していた[67]。

> **HIV 感染患者の髄液中にウイルスが検出されたら原因確定か？**
>
> HIV 患者では免疫不全に伴い種々の病原微生物が無症候性に体内に存在する。また抗レトロウイルス療法により免疫再構築状態にあっても中枢神経系は他臓器と異なり免疫機構が働きにくいために中枢神経系以外では排除された微生物が潜伏し続けるという現象が起きる。髄液中のウイルス DNA PCR を検討した結果では HIV 患者の髄液中には HSV-1 が 1.6%，HSV-2 が 0.6%，VZV が 2.6%，HHV6 が 2.2%，CMV が 16%，EBV が 12%，JCV が 9%に検出されたと報告されている[50]。また HIV 感染患者では抗体価も上昇しにくくあてにならない。これらのことから HIV 感染患者においては髄液中で何らかの病原微生物が検出されたとしても必ずしも原因とは限らず他臓器病変，画像検査などを総合的に判断して治療にあたる必要がある。

HTLV-1 関連脊髄症（HTLV-1 associated myelopathy：HAM）

診断にはまず血清の HTLV-1 抗体陽性を確認する。血清の HTLV-1 抗体のスクリーニングとして PA 法（16 倍以上）または CLIA 法（1.0 以上）を行い陽性であったら WB 法で確認する。WB で陽性なら HTLV-1 感染は確定，陰性ならスクリーニングは偽陽性である。WB 法で判定保留の結果の場合には HTLV-1 プロウイルス DNA 定量を行い，HTLV-1 プロウイルス DNA が検出されたら HTLV-1 感染が確定する。ちなみにプロウイルスとは CD4 陽性リンパ球に感染した HTLV-1 が宿主細胞の DNA に組み込まれている

状態を指す。サザンブロット法と定量的PCR法があるが定量的PCR法の方が感度はよい。

血清でのHTLV-1感染が確認されたら髄液でもHTLV-1抗体を測定し陽性であればHAMと診断できる。髄液中のHTLV-1抗体価はPA法では4倍以上で陽性と判定される。髄液検査では細胞数は正常から軽度増加，蛋白も正常から軽度増加，髄液ネオプテリン増加（>5 pmol/mL）する。IgG-Indexの上昇，OCB陽性も認められる[68,69]。HAMの病勢は髄液細胞数，髄液ネオプテリン，末梢血HTLV-1プロウイルスDNA量で評価する。抗体価は病勢評価にはならない。疾患活動性が低い場合には髄液ネオプテリン10 pmol/mL未満，中等度の場合には髄液ネオプテリン10～30 pmol/mL，急速進行期には細胞数10/μL以上，髄液ネオプテリン30 pmol/mL以上となる。HAMとATLが合併することはまれだがATL合併の有無はHTLV-1のサザンブロット法（HTLV-1プロウイルスDNAクロナリティー）で検査する。ATLを合併するとサザンブロット法でモノクローナルパターンとなる[70-72]。

進行性多巣性白質脳症 (progressive multifocal leukoencephalopathy : PML)

JCウイルスによる感染性脱髄性疾患である。HIV，悪性腫瘍，免疫抑制剤使用，臓器移植後などに発症する。外国と比べて日本ではHIVの割合が低いことが特徴である。髄液JCウイルスDNA PCRは感度80%，特異度99%である[73]。非HIV患者のPML症例326例の解析では髄液細胞数上昇は10.9%にのみ認められ，髄液細胞数はほとんどの例で正常で増加しても軽度に留まる。髄液JCウイルスDNA PCRが1回で陽性になるのは60～70%，2回以降の髄液検査で陽性になるのは13.7%であった[74]。MBPは正常か軽度上昇しIgG-Indexは上昇しない。HIV患者では髄液細胞数や蛋白はHIV感染の神経障害によっても上昇するためHIV患者に発症したPMLで髄液細胞数，蛋白増多があったとしてもPMLの否定にはならない。HIV患者での髄液JCウイルスDNA PCRは抗レトロウイルス療法を受けていない場合には感度72%，特異度92～100%，抗レトロウイルス療法を受けていると検出率は58%に低下する[75]。末梢血リンパ球からのJCウイルスDNAの検出は健常人，PML(-) HIV(+)

患者,PML(-)免疫抑制患者のいずれからも20%程度で検出される[76]。尿からは健常人でも3分の1に検出される[75]。JCウイルスDNA PCRは外注でも可能だが結果報告までに3週間ほどかかる。国立感染症研究所でもJCウイルスDNA PCR検査を無料で行っており結果判明までは1〜2週間と早いが専用容器で送ったり,書類を準備したりと手続きがやや煩雑である。髄液中JCウイルスDNA PCRが陰性の場合でもPMLを疑う症状およびMRI所見を呈する場合のPML診断には脳生検が必要である。JCウイルス抗体は健常人でも7割以上が陽性であることや免疫抑制状態にある患者では抗体価が上昇しにくいこともあり診断的な意義はない。JCウイルス抗体測定は商業的検査では扱っていない。

亜急性硬化性全脳炎(subacute sclerosing panencephalitis:SSPE)

麻疹ウイルスが脳内で持続的に感染することにより生じる遅発性ウイルス感染症である。髄液細胞数は正常,蛋白は正常から軽度増加のことが多い。髄液IgGは増加し,10〜54μg/dL,髄液蛋白の全体の20%以上に達する程度の上昇が見られる。OCBは陽性となる[77]。麻疹抗体価は上昇し,髄液と血清を同じ方法で測定すると,SSPEでは髄液:血清の比が1:4〜1:128に上昇する(コントロールでは1:200〜1:500)。EIA法による麻疹ウイルスIgG法の感度が高い[77,78]。髄液中に麻疹ウイルスRNAがPCR法で検出されることもある[79]。髄液中のサイトカインの上昇はなく診断の役に立たない[80]。髄液タウ蛋白の上昇はない[81]。

プリオン病

髄液細胞数は正常で髄液蛋白も正常が多く増加しても軽度に留まる。急速な神経細胞死により髄液中の14-3-3蛋白,総タウ蛋白,NSEの上昇を認める。14-3-3蛋白と総タウ蛋白は感度,特異度ともにNSEよりも優れる[82-84]。14-3-3蛋白,総タウ蛋白,NSEはいずれも急速かつ広範な神経細胞死を反映している非特異的検査であるため脳挫傷,低酸素脳症などによる偽陽性がある。疾患の本質である異常プリオン蛋白を髄液中から検出する検査としてはRT-QUIC法がある。RT-QUIC法は髄液中の微量な異常型プリオン蛋白を増

幅して検出する方法で 14-3-3 蛋白や総タウ蛋白よりも優れ，特異度は 100％ に近い検査である[85]。NSE と総タウ蛋白は外注での測定が可能，14-3-3 蛋白と RT-QUIC は長崎大学（巻末 APPENDIX 参照）に測定を依頼する。これらの髄液検査の陽性率は孤発性プリオン病の PrP 遺伝子コドン 129 多型，遺伝性プリオン病の遺伝子変異によっても異なりプリオン病診療ガイドライン 2014（http://prion.umin.jp/guideline/guideline_2014.pdf）に詳しくまとめられている。

モラレ髄膜炎 (Mollaret meningitis)

モラレ髄膜炎は原因不明，再発性の無菌性髄膜炎であり原因としてはウイルス感染，サルコイドーシス，原田病，ベーチェット病などが挙がる。病初期の髄液から上皮細胞様の大型単核細胞が認められモラレ細胞と呼ばれる。近年，これまでモラレ髄膜炎とされていた症例の多くが再発性の HSV-2 による髄膜炎であることがわかってきた。髄液検査では通常のウイルス性髄膜炎と同じく細胞数増多，蛋白上昇する。HSV-2 が原因の場合には HSV-DNA PCR が陽性となる。外注検査で行う HSV-DNA PCR は HSV-1，HSV-2 の共通する配列を認識するために HSV-1 と HSV-2 は区別できない。また HSV-1，HSV-2 それぞれの抗体測定法も有用ではない。なぜなら HSV-1 抗体と HSV-2 抗体は交叉反応によりどちらも上昇することがあることに加えて，原因は明らかにはなっていないがモラレ髄膜炎での HSV-2 の髄腔内抗体産生が上昇していないことが多いからである[86-88]。

ベル麻痺 (Bell palsy)

ベル麻痺は特発性末梢性顔面神経麻痺であるが，特発性以外にもウイルス感染，リンパ腫，サルコイドーシス，ギラン・バレー症候群などが背景に隠れていることもある。そのため細胞数は正常から上昇まで様々である。ベル麻痺のなかでも単純ヘルペスウイルスが原因のものでは $10/\mu L$ 前後の軽度の細胞数上昇が見られ，VZV やライム病では細胞数は $100/\mu L$ を超えることも多い。髄液からウイルス DNA が検出されることもある[89]。

ラムゼイ-ハント症候群(Ramsay Hunt syndrome)

細胞数は軽度から高度増加まで様々で,蛋白は正常から軽度増加である。髄液中のVZV-DNA PCR陽性,髄液中VZV抗体の上昇を認める[89,90]。

ポリオ

ポリオ感染しても90%以上が不顕性感染のみである。5%程度に感冒様症状があり,無菌性髄膜炎になるのは1%程度で麻痺を伴わないことが多い。麻痺型のポリオは感染者の1%以下である。髄液検査では10〜200/μLのリンパ球優位の細胞数上昇と軽度の蛋白増加を認める。診断はペア血清による抗体価の上昇またはウイルスの分離である。ウイルス分離は血液,髄液,咽頭ぬぐい液,糞便などから行われる。ウイルス分離は外注検査ではなく衛生研究所や国立感染症研究所に依頼して行われる。日本ではポリオワクチンが定期接種されており自然感染はなく輸入感染か生ワクチン由来のポリオのみである。生ワクチンはまれに体内で毒力を獲得しワクチン関連麻痺を発症することがある,日本ではワクチン接種者の400万人に1人に発症し,数年に1例発症している[91]。2012年から日本では生ワクチンが廃止され不活化ワクチンに変更になったため今後はさらにポリオ関連麻痺は減少するため実臨床で見ることは極めてまれとなる。

狂犬病

狂犬病患者28例の髄液検査では細胞数は0〜10/μLが12例,10〜100/μLが10例,100/μL以上が6例であり,単核球優位が多いが多形核球優位に上昇することもある[92]。髄液蛋白は正常から軽度増加する。ヒトの狂犬病は今のところ国内感染はないため海外渡航歴がない場合には鑑別に上げなくてもよい。狂犬病ウイルスの抗体,PCR検査などは国立感染症研究所に依頼することになる。

インフルエンザ脳症

髄液細胞数は正常,蛋白は正常から軽度の上昇に留まり,髄液のインフルエンザウイルスDNA PCRは通常陰性である[93,94]。髄液中のIL-6,VEGF,TNFαなどのサイトカインの上昇が見られ

る[93,95-97]。IL-6の値は1桁から1,000 pg/mLと幅が広く，髄液IL-6高値は予後不良の可能性がある[96]。インフルエンザウイルスは中枢神経に直接感染することはなくインフルエンザ脳症はインフルエンザ感染に伴うサイトカインストームによって高サイトカインにさらされた脳が障害を受けることが病態として想定される。脳実質そのものが感染，炎症を起こしているわけではないため髄液細胞数が正常のことが多く髄液中からもウイルスは検出されないのである。髄液細胞数増多を認めた場合には他のウイルス性髄膜炎を考えるべきである。インフルエンザウイルスの咽頭ぬぐい液，血液からのPCRによる検出は各地域の衛生研究所で可能でウイルス型の特定まで検査を行ってもらえる。

ハンセン病

ハンセン病は日本人，在日外国人ともに年間数人が発症する。らい菌は現在でも培養不可能な病原体であり，皮膚スメア検体の抗酸菌染色および皮膚検体からのPCRのみが診断に有効な方法である。PCR検査はハンセン病研究センター（巻末APPENDIX参照）で行うことができる。ハンセン病を診断する血清学的検査はない[98]。髄液検査では症例報告レベルでは細胞数は正常で蛋白は100 mg/dL程度に上昇するようである[99,100]。

破傷風

髄液所見は正常である[101]。破傷風抗体価は破傷風ワクチンの効果判定に使用されるが破傷風菌感染の診断には使用できない。確定診断は創部からの破傷風菌検出のみであるが，破傷風菌検出には嫌気培養が必要で検出率は非常に低く，多くの場合が創傷の既往と特徴的な臨床症状から診断されているのが実情である。

神経梅毒

梅毒検査は種々あり，初めて接すると混乱することがあるためまず簡単に解説する。梅毒に対する検査は2つのグループに分けられる。STS（Serologic Test for Syphilis）法とTP（Treponema pallidum）抗原法である。

● STS 法

カルジオリピンをプローブとして用いて梅毒感染による組織破壊によって産生される自己抗体を検出する検査である。ワッセルマン反応、VDRL 法、RPR 法があり、RPR 法が広く行われている。自己免疫疾患や妊娠などで生物学的偽陽性が起きることが弱点であるが感染初期の2～5週以降に陽性となりTP抗原法よりも早く検査が可能である。また治療により陰性化するために治療効果判定に使用できるというメリットがある。

● TP 抗原法

梅毒に特異的な抗体を測定する検査で、FTA-ABS 法、TPHA法、TPPA 法、TPLA 法などがある。TP抗原法は特異性に優れ、梅毒感染に必須の検査である。感染後に陽性化するのがSTS法に比べて2～3週間遅れること、一度陽性になると終生陽性であり治療効果判定に使えないという弱点がある。手技の簡便さからスクリーニングでは TPHA 法や TPLA 法が使用されて陽性の場合には確認のために FTA-ABS 法が用いられる。

神経梅毒疑いに対する髄液検査は血清の STS 法、TP 抗原法がどちらも陽性になった場合に施行される。

非 HIV 患者の神経梅毒診断は髄液検査で、
①髄液 VDRL 陽性 or 髄液 RPR 陽性、
②細胞数 5/μL 以上かつ髄液 FTA-ABS or 髄液 TPHA 陽性、
③髄液蛋白 45 mg/dL 以上かつ髄液 FTA-ABS or 髄液 TPHA 陽性、
　この①～③のいずれか満たせば神経梅毒と診断できる。

HIV 患者では、
①髄液 VDRL or 髄液 RPR 陽性、
②髄液細胞 20/μL 以上、
③髄液細胞 6～20/μL かつ髄液 FTA-ABS or 髄液 TPHA 陽性、
　この①～③のいずれかを満たせば診断できる。ただし実臨床ではこんなにややこしく考えず、血液検査で梅毒感染が判明している場合には髄液検査で細胞数、蛋白上昇があり、髄液 FTA-ABS または髄液 TPHA（or TPPA、TPLA）陽性で神経梅毒と診断する。髄液

の梅毒反応の判定は髄液採取時に血液の混入がないことが条件である。

神経梅毒では髄液細胞数,蛋白は無症候性神経梅毒の時点で上昇し単核球優位の細胞数増多と蛋白上昇を認める。髄膜型では細胞数200〜400/μL,蛋白100〜200 mg/dL,髄膜血管型で細胞数10〜100/μL,蛋白100〜200 mg/dL,進行麻痺で細胞数25〜75/μL,蛋白50〜100 mg/dLである。脊髄癆では細胞数は正常から50/μL程度,蛋白も正常から75 mg/dL以下となる[102]。

ライム病

ライム病はマダニ咬傷により媒介されるライム病ボレリアによる感染症である。顔面神経麻痺,末梢神経障害,髄膜炎などの種々の神経障害を呈する。髄液検査ではリンパ球優位の細胞数上昇(10〜500/μL,中央値100/μL程度)と蛋白上昇(30〜300/μL程度)を認める[103-106]。

ライム病ボレリアは3種類あり北米では主に*B. burgdorferi*,欧州では*B. burgdorferi*に加えて*B. garinii*と*B. afzelii*が原因である。日本では*B. garinii*と*B. afzelii*が原因となる。日本ではライム病を伝搬するマダニである*I. persulcatus*は本州中部以北の山間部,寒冷地に認められる。外注検査会社を通じて施行可能なのは*B. burgdorferi*に対する抗体であり日本国内での感染の診断には役立たない。国内の感染者に対しての抗体測定は国立感染症研究所で血液,髄液ともに可能であり管轄地域の保健所または衛生研究所を通じて測定を依頼する必要がある。また北海道や寒冷高地など流行地域では抗体保有者がいることにも注意が必要である。

ワイル病(レプトスピラ感染症)

髄膜炎,脳炎を起こすためリンパ球優位の髄液細胞増多を示す(中央値206/μL)[107]。蛋白上昇も認める。髄液糖は正常である。神経症状を伴っているにもかかわらず髄液細胞数正常という報告もある[108]。レプトスピラに対する抗体,DNA PCRは髄液では検出されないという報告が多い[107]。診断は血清の抗体測定および血液,尿からのPCRでなされるが外注検査では扱っていない。国立感染症研究所もしくは衛生研究所に依頼する。

ツツガムシ病(リケッチア感染症)

ツツガムシ病はツツガムシに媒介されたリケッチアによる感染症である。リケッチアには種類がいくつかあり,そのうちでツツガムシ病の原因となるリケッチアは *Orienta tsutsugamushi* である。髄膜炎,脳炎を起こすためリンパ球優位の細胞数増多を示す。報告では細胞数は10〜100/μL程度の上昇である[109,110]。PCR検査にて髄液中からDNAが検出される[111]。診断は *Orienta tsutsugamushi* の抗体価測定およびDNA検出,分離でなされる。リケッチアの培養はできない。*Orienta tsutsugamushi* は型が5種類あり,SRLではKato型,Gilliam型,Karp型に対する抗体検査が可能であるが,西日本に多いKawasaki型とKuroki型の抗体測定ができない。実際にツツガムシ病を疑って検査を提出したい場合には管轄の衛生研究所に依頼をして抗体測定およびPCR,分離を行う必要がある。

トキソプラズマ脳炎

日本のHIV患者でトキソプラズマ脳炎患者13例の髄液検査では細胞数は0〜86/μLで9例は細胞数5/μL以下,蛋白は16.7〜134 mg/dLで6例は45 mg/dL以下であった[112]。トキソプラズマ自体は通常は不顕性感染で日本では人口の10%程度が感染している[113]ことや,HIV患者では抗体が産生されにくいこともあり抗体価を測定しても感染の判定が難しいこともある。実際には画像所見と抗菌薬投与による診断的治療によって診断されることになる。髄液中のPCR検査は商業的には行われていない。

脳マラリア

脳マラリアでは髄液細胞数は正常であることが多く,細胞数上昇があっても軽度で20/μL以下に留まることがほとんどである。髄液蛋白も正常から軽度上昇するのみである。髄液IgM,IgM-Index上昇が認められる[114,115]。髄液IL-6やTNFαなどの各種サイトカインが上昇する[116]。これらの結果からは脳マラリアはインフルエンザ脳症と同じく脳炎ではなく脳症による神経症状を呈すると考えられる。マラリア感染の診断は末梢血のギムザ染色でなされる。他には保険適用になっていないが末梢血を用いた感度の高いマラリア迅速

診断キットも販売されている。

アメーバ感染症

アメーバによる中枢神経感染症は，赤痢アメーバ（*Entamoeba histolytica*）によるアメーバ脳膿瘍，*Naegleria floweri* による原発性アメーバ性髄膜脳炎，*Acanthamoeba sp*，または *Balamuthia mandrillaris* による肉芽腫性アメーバ性脳炎に分けられる。いずれも髄液検査では細胞数上昇，蛋白上昇，髄液糖低下を呈して細菌性髄膜炎との鑑別が困難である[117]。

●アメーバ脳膿瘍

同性愛者に多く，一般的によく知られているアメーバ赤痢に感染した患者の腸管から血行性に播種し脳膿瘍を形成する。診断は血清の抗体測定で感度は80%程度である。抗体陽性の時点でアメーバ赤痢と診断してよい。他には便の鏡検（感度25〜60%），腸管や肝膿瘍の生検も行われる[118]。

●原発性アメーバ性髄膜脳炎

健常人に発症し，汚染された水を鼻から吸い込むことで感染が成立する。日本国内では1例しか報告がない[119]。髄液中に *Naegleria floweri* の栄養体を鏡検で確認することで診断できる。商業的に利用できる抗体測定はない。致死率が極めて高く，発症直後に診断されない限りは救命できない[120]。

●肉芽腫性アメーバ性脳炎

免疫力が低下した患者に起きる日和見感染である。診断には脳生検からの栄養型や囊子の検出が必要であるが髄液中からも栄養型を検出できることもある。商業的に利用可能な抗体測定やPCRはない。致死率が高く剖検で診断されることが多い。

寄生虫感染症

中枢神経への寄生虫感染の診断は一般的には末梢血や髄液の好酸球増多を手掛かりとして寄生虫抗体スクリーニング検査（SRLで測

定可能）で抗体陽性を確認して行われる。さらに便や尿からの虫卵が確認されれば確定的となる。髄液から虫卵や寄生虫そのものが観察されることは期待できない。寄生虫に対する抗体は現代日本人ではほぼ陰性であり1回陽性の時点で原因の可能性は高い。抗体陽性かつ駆虫薬での改善で臨床的に診断されることが多い。寄生虫感染では好酸球増多やIgE高値が認められることが多いがそれらが見られない場合には診断が難しくなる。抗原PCR検査は商業的には行われておらず研究室に依頼することになる。またSRLで測定可能な寄生虫スクリーニング検査は頻度の高いものはカバーしているが頻度の低い病原体の感染は宮崎大学（巻末APPENDIX参照）に直接コンタクトして依頼が必要となる。SRLで行われているスクリーニング検査はイヌ糸状虫，イヌ回虫，ブタ回虫，アニサキス，顎口虫，糞線虫，ウエステルマン肺吸虫，宮崎肺吸虫，肝蛭，肝吸虫，マンソン孤虫，有鉤嚢虫の12種類である。

● 回虫症性脊髄症

原因はイヌ回虫が最も多く次にブタ回虫，まれにネコ回虫が原因となる。末梢血好酸球増多は74.2%，血清IgE高値は82.4%，髄液好酸球増多は66.7%に認められる[121]。

● 脳有鉤嚢虫症

末梢血，髄液ともに好酸球増多が見られないことが多く，国内11例の報告では末梢血好酸球増多は3例のみであった[122]。髄液好酸球増多の割合は不明だが末梢血と同じく増多しにくいと思われる。

Reference

1) 庵原敏昭：抗体検査：目的・結果・次にすることは．小児感染免疫 2011；23：89-95.
2) 水谷智彦：起炎菌とその同定法．神経感染症を究める（水澤英洋編）．中山書店，東京，pp10-9，2014
3) van de Beek D, de Gans J, Spanjaard L, et al.：Clinical features and prognostic factors in adults with bacterial meningitis. N Eng J Med 2004；351：1849-59.
4) Feldman WE：Concentrations of bacteria in cerebrospinal fluid of patients with bacterial meningitis. J Pediatr 1976；88：549-52.

5) Cherian T, Lalitha MK, Manoharan A, et al.：PCR-Enzyme immunoassay for detection of Streptococcus pneumoniae DNA in cerebrospinal fluid samples from patients with culture-negative meningitis. J Clin Microbiol 1998；36：3605-8.
6) Thomson RB, Jr., Bertram H：Laboratory diagnosis of central nervous system infections. Infect Dis Clin North Am 2001；15：1047-71.
7) Moisi JC, Saha SK, Falade AG, et al.：Enhanced diagnosis of pneumococcal meningitis with use of the Binax NOW immunochromatographic test of Streptococcus pneumoniae antigen：a multisite study. Clin Infect dis 2009；48 Suppl 2：S49-56.
8) Dubos F, Korczowski B, Aygun DA, et al.：Serum procalcitonin level and other biological markers to distinguish between bacterial and aseptic meningitis in children：a European multicenter case cohort study. Arch Pediatr Adolesc Med 2008；162：1157-63.
9) Stearman M, Southgate HJ：The use of cytokine and C-reactive protein measurements in cerebrospinal fluid during acute infective meningitis. Ann Clin Biochem 1994；31 (Pt 3)：255-61.
10) Sakushima K, Hayashino Y, Kawaguchi T, et al.：Diagnostic accuracy of cerebrospinal fluid lactate for differentiating bacterial meningitis from aseptic meningitis；a meta-analysis. J Infect 2011；62：255-62.
11) 佐久嶋研，矢部一郎，佐々木秀直：再注目される感染性髄膜炎の古典的髄液診断マーカー．臨床神経 2012；52：6-11.
12) 日本神経治療学会治療指針作成委員会：標準的神経治療：結核性髄膜炎．神経治療 2015；32：512-32.
13) Verdon R, Chevret S, Laissy JP, et al.：Tuberculous meningitis in adults：review of 48 cases. Clin Infect Dis 1996；22：982-8.
14) Thwaites G, Chau TT, Mai NT, et al.：Tuberculous meningitis. J Neurol Neurosurg Psychiatry 2000；68：289-99.
15) Kennedy DH, Fallon RJ：Tuberculous meningitis. JAMA 1979；241：264-8.
16) 高橋輝行，田村正人，高須俊明，他：結核性髄膜炎の遺伝子診断：PCR法による診断の進歩と今後の展開．臨床神経学 2013；53：1187-90.
17) Kim SH, Cho OH, Park SJ, et al.：Rapid diagnosis of tuberculous meningitis by T cell-based assays on peripheral blood and cerebrospinal fluid mononuclear cells. Clin Infect Dis 2010；50：1349-58.
18) 日本結核病学会予防委員会：インターフェロンγ遊離試験使用指針．Kekkaku 2014；89：717-25.
19) Williamson PR, Jarvis JN, Panackal AA, et al.：Cryptococcal meningitis：epidemiology, immunology, diagnosis and therapy. Nat Rev Neurol 2017；13：13-24.
20) Tanner DC, Weinstein MP, Fedorciw B, et al.：Comparison of commercial kits for detection of cryptococcal antigen. J Clini Microbiol 1994；32：1680-4.
21) Antinori S, Corbellino M, Meroni L, et al.：Aspergillus meningitis：a rare clinical manifestation of central nervous system aspergillosis. Case report and review of 92 cases. J Infect 2013；66：218-38.
22) Lyons JL, Thakur KT, Lee R, et al.：Utility of measuring (1,3)-beta-d-

glucan in cerebrospinal fluid for diagnosis of fungal central nervous system infection. J Clin Microbiol 2015 ; 53 : 319-22.
23) Salvatore CM, Chen TK, Toussi SS, et al. : (1→3)-β-d-Glucan in Cerebrospinal Fluid as a Biomarker for Candida and Aspergillus Infections of the Central Nervous System in Pediatric Patients. J Pediatric Infect Dis Soc 2016 ; 5 : 277-86.
24) 高久史磨監：臨床検査データブック 2015-2016. 医学書院, 東京, 2015
25) Wheat LJ, Musial CE, Jenny-Avital E : Diagnosis and management of central nervous system histoplasmosis. Clin Infect Dis 2005 ; 40 : 844-52.
26) 亀井 聡：単純ヘルペスウイルス感染症：単純ヘルペス脳炎の診断と治療. 臨床神経学 2011 ; 51 : 1040-3.
27) Kaewpoowat Q, Salazar L, Aguilera E, et al. : Herpes simplex and varicella zoster CNS infections : clinical presentations, treatments and outcomes. Infection 2016 ; 44 : 337-45.
28) Kamei S, Sekizawa T, Shiota H, et al. : Evaluation of combination therapy using aciclovir and corticosteroid in adult patients with herpes simplex virus encephalitis. J Neurol Neurosurg Psychiatry 2005 ; 76 : 1544-9.
29) Saraya AW, Wacharapluesadee S, Petcharat S, et al. : Normocellular CSF in herpes simplex encephalitis. BMC Res Notes 2016 ; 9 : 95.
30) Moon SM, Kim T, Lee EM, et al. : Comparison of clinical manifestations, outcomes and cerebrospinal fluid findings between herpes simplex type 1 and type 2 central nervous system infections in adults. J Med Virol 2014 ; 86 : 1766-71.
31) Persson A, Bergstrom T, Lindh M, et al. : Varicella-zoster virus CNS disease-viral load, clinical manifestations and sequels. J Clin Virol 2009 ; 46 : 249-53.
32) Revello MG, Percivalle E, Sarasini A, et al. : Diagnosis of human cytomegalovirus infection of the nervous system by pp65 detection in polymorphonuclear leukocytes of cerebrospinal fluid from AIDS patients. J Infect Dis 1994 ; 170 : 1275-9.
33) 東 寛, 高梨美乃子, 神前昌敏, 他：1996年から2009年の間における妊婦のサイトメガロウイルス抗体保有率の推移について. 日本周産期・新生児医学会雑誌 2010 ; 46 : 1273-9.
34) Cohen BA : Prognosis and response to therapy of cytomegalovirus encephalitis and meningomyelitis in AIDS. Neurology 1996 ; 46 : 444-50.
35) Reddy SM, Winston DJ, Territo MC, et al. : CMV central nervous system disease in stem-cell transplant recipients : an increasing complication of drug-resistant CMV infection and protracted immunodeficiency. Bone Marrow Transplant 2010 ; 45 : 979-84.
36) Portegies P, Corssmit N : Epstein-Barr virus and the nervous system. Curr Opin Neurol 2000 ; 13 : 301-4.
37) 馬場正道, 中村良子, 青木良雄, 他：EBウイルスによると思われる髄膜炎の6症例. 臨床病理 1988 : 351-6.
38) Akkoc G, Kadayifci EK, Karaaslan A, et al. : Epstein-Barr Virus Encephalitis in an Immunocompetent Child : A Case Report and Management of

Epstein-Barr Virus Encephalitis. Case Rep Infect Dis 2016；2016：7549252.
39) Hashemian S, Ashrafzadeh F, Akhondian J, et al.：Epstein-barr virus encephalitis：a case report. Iran J Child Neurol 2015；9：107-10.
40) Ohga S, Sanefuji M, Ishimura M, et al.：Epstein-Barr virus load in cerebrospinal fluid of patients with chronic active Epstein-Barr virus infection. Pediatr Infect Dis J 2008；27：1027-30.
41) Mathew AG, Parvez Y：Fulminant Epstein Barr virus encephalitis. Indian pediatrics 2013；50：418-9.
42) Engelmann I, Nasser H, Belmiloudi S, et al.：Clinically severe Epstein-Barr virus encephalitis with mild cerebrospinal fluid abnormalities in an immunocompetent adolescent：a case report. Diagn Microbiol Infect Dis 2013；76：232-4.
43) Martelius T, Lappalainen M, Palomaki M, et al.：Clinical characteristics of patients with Epstein Barr virus in cerebrospinal fluid. BMC Infect Dis 2011；11：281.
44) Kawamura Y, Yamazaki Y, Ohashi M, et al.：Cytokine and chemokine responses in the blood and cerebrospinal fluid of patients with human herpesvirus 6B-associated acute encephalopathy with biphasic seizures and late reduced diffusion. J Med Virol 2014；86：512-8.
45) Ogata M, Fukuda T, Teshima T：Human herpesvirus-6 encephalitis after allogeneic hematopoietic cell transplantation：what we do and do not know. Bone Marrow Transplant 2015；50：1030-6.
46) Kawamura Y, Sugata K, Ihira M, et al.：Different characteristics of human herpesvirus 6 encephalitis between primary infection and viral reactivation. J Clin Virol 2011；51：12-9.
47) Ogata M, Satou T, Kawano R, et al.：Correlations of HHV-6 viral load and plasma IL-6 concentration with HHV-6 encephalitis in allogeneic stem cell transplant recipients. Bone Marrow Transplant 2010；45：129-36.
48) Seeley WW, Marty FM, Holmes TM, et al.：Post-transplant acute limbic encephalitis：clinical features and relationship to HHV6. Neurology 2007；69：156-65.
49) Corti M, Villafane MF, Trione N, et al.：Human herpesvirus 6：report of emerging pathogen in five patients with HIV/AIDS and review of the literature. Rev Soc Bras Med Trop 2011；44：522-5.
50) Bossolasco S, Marenzi R, Dahl H, et al.：Human herpesvirus 6 in cerebrospinal fluid of patients infected with HIV：frequency and clinical significance. J Neurol Neurosurg Psychiatry 1999；67：789-92.
51) Isaacson E, Glaser CA, Forghani B, et al.：Evidence of human herpesvirus 6 infection in 4 immunocompetent patients with encephalitis. Clin Infect Dis 2005；40：890-3.
52) 佐藤慶二郎, 住　昌彦, 植木俊充, 他：同種移植後にウイルス再活性化との鑑別に要した chromosomally integrated human herpesvirus-6. 臨床血液 2015；56：406-11.
53) 寺田喜平：わが国における日本脳炎の問題点：小児例, 診断, 抗体保有率. 小児科臨床 2013；66：2319-24.

54) 宮崎千明:日本脳炎と日本脳炎ワクチン. 小児科臨床 2015;68:1797-803.
55) Kalita J, Misra UK, Mani VE, et al.:Can we differentiate between herpes simplex encephalitis and Japanese encephalitis? J Neurol Sci 2016;366:110-5.
56) Dubot-Peres A, Sengvilaipaseuth O, Chanthongthip A, et al.:How many patients with anti-JEV IgM in cerebrospinal fluid really have Japanese encephalitis? Lancet Infect Dis 2015;15:1376-7.
57) Swami R, Ratho RK, Mishra B, et al.:Usefulness of RT-PCR for the diagnosis of Japanese encephalitis in clinical samples. Scand J Infect Dis 2008;40:815-20.
58) 小西英二:日本脳炎. 小児科診療 2005;68:2128-32.
59) Morita K, Nabeshima T, Buerano CC:Japanese encephalitis. Rev Sci Tech 2015;34:441-52.
60) 岸田修二:HAND の診断. HIV BODY AND MIND 2014;2:106-15.
61) 岸田修二:HIV 脳症. 綜合臨牀 1997;46:144-9.
62) Clifford DB, Ances BM:HIV-associated neurocognitive disorder. Lancet Infect Dis 2013;13:976-86.
63) Simioni S, Cavassini M, Annoni JM, et al.:Cognitive dysfunction in HIV patients despite long-standing suppression of viremia. AIDS (London, England) 2010;24:1243-50.
64) Silber E, Sonnenberg P, Ho KC, et al.:Meningitis in a community with a high prevalence of tuberculosis and HIV infection. J Neurol Sci 1999;162:20-6.
65) Leger JM, Bouche P, Bolgert F, et al.:The spectrum of polyneuropathies in patients infected with HIV. J Neurol Neurosurg Psychiatry 1989;52:1369-74.
66) Mochan A, Anderson D, Modi G:CIDP in a HIV endemic population:A prospective case series from Johannesburg, South Africa. J Neurol Sci 2016;363:39-42.
67) Brannagan TH, Zhou Y:HIV-associated Guillain-Barré syndrome. J Neurol Sci 2003;208:39-42.
68) Puccioni-Sohler M, Kitze B, Felgenhauer K:HTLV-I associated myelopathy in patients from Brazil and Iran:neurological manifestations and cerebrospinal fluid findings. Arq Neuropsiquiatr 1995;53:213-7.
69) Grimaldi LM, Roos RP, Devare SG, et al.:HTLV-I-associated myelopathy:oligoclonal immunoglobulin G bands contain anti-HTLV-I p24 antibody. Ann Neurol 1988;24:727-31.
70) HAM 及び HTLV-1 関連希少難治性炎症性疾患の実態調査に基づく診療指針作成と診療基盤の構築をめざした政策研究班:HAM 診療マニュアル第2版. 2016. http://www.htlv1joho.org/pdf/HAM_manual_ver2.pdf.
71) Sato T, Coler-Reilly A, Utsunomiya A, et al.:CSF CXCL10, CXCL9, and neopterin as candidate prognostic biomarkers for HTLV-1-associated myelopathy/tropical spastic paraparesis. PLoS Negl Trop Dis 2013;7:e2479.
72) Matsuura E, Nozuma S, Tashiro Y, et al.:HTLV-1 associated myelopathy/

tropical spastic paraparesis (HAM/TSP): A comparative study to identify factors that influence disease progression. J Neurol Sci 2016 ; 371 : 112-6.
73) Nakamichi K, Kurane I, Saijo M : Evaluation of a quantitative real-time PCR assay for the detection of JC polyomavirus DNA in cerebrospinal fluid without nucleic acid extraction. Jpn J Infect Dis 2011 ; 64 : 211-6.
74) Maas RP, Muller-Hansma AH, Esselink RA, et al. : Drug-associated progressive multifocal leukoencephalopathy : a clinical, radiological, and cerebrospinal fluid analysis of 326 cases. J Neurol 2016 ; 263 : 2004-21.
75) Cinque P, Koralnik IJ, Gerevini S, et al. : Progressive multifocal leukoencephalopathy in HIV-1 infection. Lancet Infect Dis 2009 ; 9 : 625-36.
76) Andréoletti L, Lescieux A, Lambert V, et al. : Semiquantitative detection of JCV-DNA in peripheral blood leukocytes from HIV-1-infected patients with or without progressive multifocal leukoencephalopathy. J Med Virol 2002 ; 66 : 1-7.
77) Garg RK : Subacute sclerosing panencephalitis. Postgrad Med J 2002 ; 78 : 63-70.
78) Gutierrez J, Issacson RS, Koppel BS : Subacute sclerosing panencephalitis : an update. Dev Med Child Neurol 2010 ; 52 : 901-7.
79) Hara S, Kimura H, Hoshino Y, et al. : Combination therapy with intraventricular interferon-α and ribavirin for subacute sclerosing panencephalitis and monitoring measles virus RNA by quantitative PCR assay. Brain Dev 2003 ; 25 : 367-9.
80) Aydin OF, Ichiyama T, Anlar B : Serum and cerebrospinal fluid cytokine concentrations in subacute sclerosing panencephalitis. Brain Dev 2010 ; 32 : 463-6.
81) Yuksel D, Yilmaz D, Uyar NY, et al. : Tau proteins in the cerebrospinal fluid of patients with subacute sclerosing panencephalitis. Brain Dev 2010 ; 32 : 467-71.
82) Sanchez-Juan P, Green A, Ladogana A, et al. : CSF tests in the differential diagnosis of Creutzfeldt-Jakob disease. Neurology 2006 ; 67 : 637-43.
83) Gmitterova K, Heinemann U, Krasnianski A, et al. : Cerebrospinal fluid markers in the differentiation of molecular subtypes of sporadic Creutzfeldt-Jakob disease. Eur J Neurol 2016 ; 23 : 1126-33.
84) Stoeck K, Sanchez-Juan P, Gawinecka J, et al. : Cerebrospinal fluid biomarker supported diagnosis of Creutzfeldt-Jakob disease and rapid dementias : a longitudinal multicentre study over 10 years. Brain 2012 ; 135 : 3051-61.
85) Atarashi R, Satoh K, Sano K, et al. : Ultrasensitive human prion detection in cerebrospinal fluid by real-time quaking-induced conversion. Nat Med 2011 ; 17 : 175-8.
86) Tang YW, Cleavinger PJ, Li H, et al. : Analysis of candidate-host immunogenetic determinants in herpes simplex virus-associated Mollaret's meningitis. Clin Infect Dis 2000 ; 30 : 176-8.
87) Jensenius M, Myrvang B, Storvold G, et al. : Herpes simplex virus type 2 DNA detected in cerebrospinal fluid of 9 patients with Mollaret's meningi-

tis. Acta Neurol Scand 1998；98：209-12.
88) Tedder DG, Ashley R, Tyler KL, et al.：Herpes simplex virus infection as a cause of benign recurrent lymphocytic meningitis. Ann Intern Med 1994；121：334-8.
89) Henkel K, Lange P, Eiffert H, et al.：Infections in the differential diagnosis of Bell's palsy：a plea for performing CSF analysis. Infection 2016.
90) Nakamura S, Takase S, Itahara K, et al.：Cytological and immunological examination of cerebrospinal fluid in 9 patients with Ramsay Hunt's syndrome. Tohoku J Exp Med 1981；133：121-8.
91) 遠田耕平：ポリオ．小児科診療 2005；68：2234-43.
92) Gadre G, Satishchandra P, Mahadevan A, et al.：Rabies viral encephalitis：clinical determinants in diagnosis with special reference to paralytic form. J Neurol Neurosurg Psychiatry 2010；81：812-20.
93) Lee N, Wong CK, Chan PKS, et al.：Acute Encephalopathy Associated with Influenza A Infection in Adults. Emerg Infect Dis 2010；16：139-42.
94) Wilking AN, Elliott E, Garcia MN, et al.：Central nervous system manifestations in pediatric patients with influenza A H1N1 infection during the 2009 pandemic. Pediatr Neurol 2014；51：370-6.
95) Morichi S, Morishita N, Takeshita M, et al.：Vascular endothelial growth factor (VEGF) and platelet-derived growth factor (PDGF) levels in the cerebrospinal fluid of children with influenza-associated encephalopathy. J Infect Chemother 2017；23：80-4.
96) Hasegawa S, Matsushige T, Inoue H, et al.：Serum and cerebrospinal fluid cytokine profile of patients with 2009 pandemic H1N1 influenza virus-associated encephalopathy. Cytokine 2011；54：167-72.
97) Togashi T, Matsuzono Y, Narita M, et al.：Influenza-associated acute encephalopathy in Japanese children in 1994-2002. Virus Res 2004；103：75-8.
98) 四津里英，石井則久：ハンセン病．治療 2010；92：2641-5.
99) Gondim Fde A, Thomas FP, de Oliveira GR, et al.：Costa CM. On the spectrum of leprosy neuropathies：multifocal inflammatory neuropathy heralding leprosy relapse. Neuromuscul Disord 2009；19：711-3.
100) Grover C, Kubba S, Nanda S, et al.：Leprosy with Guillain Barre Syndrome：a new neurologic manifestation? J Dermatol 2004；31：119-23.
101) Brook I：Current concepts in the management of Clostridium tetani infection. Expert review of anti-infective therapy 2008；6：327-36.
102) 池口邦彦：神経梅毒．神経感染症を究める（水澤英洋編）．中山書店，東京，pp208-15．2014.
103) Hytonen J, Kortela E, Waris M, et al.：CXCL13 and neopterin concentrations in cerebrospinal fluid of patients with Lyme neuroborreliosis and other diseases that cause neuroinflammation. J Neuroinflammation 2014；11：103.
104) Rupprecht TA, Lechner C, Tumani H, et al.：[CXCL13：a biomarker for acute Lyme neuroborreliosis：investigation of the predictive value in the clinical routine]. Nervenarzt 2014；85：459-64.
105) Bremell D, Mattsson N, Edsbagge M, et al.：Cerebrospinal fluid CXCL13 in

Lyme neuroborreliosis and asymptomatic HIV infection. BMC Neurol 2013 ; 13 : 2.
106) Schmidt C, Plate A, Angele B, et al. : A prospective study on the role of CXCL13 in Lyme neuroborreliosis. Neurology 2011 ; 76 : 1051-8.
107) van Samkar A, van de Beek D, Stijnis C, et al. : Suspected leptospiral meningitis in adults : report of four cases and review of the literature. Neth J Med 2015 ; 73 : 464-70.
108) Mathew T, Satishchandra P, Mahadevan A, et al. : Neuroleptospirosis- revisited : experience from a tertiary care neurological centre from south India. Indian J Med Res 2006 ; 124 : 155-62.
109) Silpapojakul K, Ukkachoke C, Krisanapan S, et al. : Rickettsial meningitis and encephalitis. Arch Intern Med 1991 ; 151 : 1753-7.
110) Mahajan SK, Rolain JM, Kanga A, et al. : Scrub typhus involving central nervous system, India, 2004-2006. Emerg Infect Dis 2010 ; 16 : 1641-3.
111) Pai H, Sohn S, Seong Y, et al. : Central nervous system involvement in patients with scrub typhus. Clin Infect Dis 1997 ; 24 : 436-40.
112) Sakamoto N, Maeda T, Mikita K, et al. : Clinical presentation and diagnosis of toxoplasmic encephalitis in Japan. Parasitol Int 2014 ; 63 : 701-4.
113) Sakikawa M, Noda S, Hanaoka M, et al. : Anti-Toxoplasma antibody prevalence, primary infection rate, and risk factors in a study of toxoplasmosis in 4,466 pregnant women in Japan. Clin Vaccine Immunol : CVI 2012 ; 19 : 365-7.
114) Mturi N, Keir G, Maclennan CA, et al. : Cerebrospinal Fluid Studies in Kenyan Children with Severe Falciparum Malaria. Open Trop Med J 2008 ; 1 : 56-62.
115) Laman M, Manning L, Siba PM, et al. : Prevalence and implications of cerebrospinal fluid leukocytosis in Papua New Guinean children hospitalized with severe malaria. Am J Trop Med Hyg 2013 ; 89 : 866-8.
116) John CC, Panoskaltsis-Mortari A, Opoka RO, et al. : Cerebrospinal fluid cytokine levels and cognitive impairment in cerebral malaria. Am J Trop Med Hyg 2008 ; 78 : 198-205.
117) Schuster FL, Visvesvara GS : Free-living amoebae as opportunistic and non-opportunistic pathogens of humans and animals. Int J Parasitol 2004 ; 34 : 1001-27.
118) Fotedar R, Stark D, Beebe N, et al. : Laboratory diagnostic techniques for Entamoeba species. Clin Microbiol Rev 2007 ; 20 : 511-32, table of contents.
119) Hara T, Fukuma T : Diagnosis of the primary amoebic meningoencephalitis due to Naegleria fowleri. Parasitol Int 2005 ; 54 : 219-21.
120) Vargas-Zepeda J, Gomez-Alcala AV, Vasquez-Morales JA, et al. : Successful treatment of Naegleria fowleri meningoencephalitis by using intravenous amphotericin B, fluconazole and rifampicin. Arch Med Res 2005 ; 36 : 83-6.
121) 階堂三砂子:回虫症性脊髄症. 神経内科 2012;77:243-50.
122) 保月隆良, 今井富裕, 下濱 俊:脳有鈎嚢虫症. 神経内科 2012;77:251-8.

(太田浄文, 石原正一郎)

5. 神経免疫疾患

多発性硬化症（multiple sclerosis：MS）

蛋白は正常から軽度増加，OCB陽性率は高く等電点電気泳動法では70％程度である。MSではステロイドで治療してもOCBは陰性化しないが他の神経免疫疾患では治療により陰性化する。IgG-Indexは高値を示すことが多く約半数で上昇し，IgG-Index2.0以上となることもある。細胞数は再発時に上昇するが50/μLを超えることは少ない。MBPは再発時に特に上昇しやすい。髄液IgGは上昇するがIgMの上昇は頻度が低く，IgAの上昇はさらにまれである[1]。いまのところ，髄液，血液ともに疾患特異的マーカーは存在しない。

視神経脊髄炎（neuromyelitis optica：NMO）

蛋白は正常から軽度増加，OCBの陽性率は低く10％程度である。IgG-Indexは正常が多く上昇も軽度である。細胞数は再発時には増加し50/μL以上になることもあり，多形核球優位の増多をきたすこともある。NMOはアストロサイトに対する自己免疫反応であるにもかかわらず増悪時にはMBPが著増することがあり広範な障害を示す場合には軸索障害も起こしていると考えられる[2,3]。血液中の抗アクアポリン4抗体（AQP4抗体）が診断の決め手になるが髄液中AQP4抗体陽性率は低く通常は測定しない。

MOG抗体陽性視神経炎 (MOG anti-body positive optic neuritis：MOGON)

蛋白は正常から軽度増加，OCB陽性率は低く10〜30％程度である。細胞数は脊髄病変を伴わない場合には正常から軽度増加，脊髄病変を伴う場合には50/μL以上に増加する。MBPは増加し病勢によっては著増する[2-4]。MOG抗体は血液では測定される。MOG抗体は商業ベースでは測定できず国内では東北大学（巻末APPENDIX参照）に依頼することになる。

急性散在性脳脊髄炎（acute disseminated encephalomyelitis：ADEM）

蛋白は正常から軽度増加、OCBは10%程度で陽性。細胞数は単核球優位で正常から軽度増加、MBPは増加、IgG-Indexは正常から軽度上昇する[6,7]。

clinically isolated syndrome（CIS）

CISはMSやNMOの初回エピソードを意味し時間的、空間的多発の定義を満たさないが将来的にMS、NMOに移行しうる状態を意味する。髄液所見も将来的に移行するMS、NMOと同様のパターンをとる。

髄液中GFAP測定

MSとNMOでは免疫のターゲットにされる神経細胞の種類が異なる。MSではオリゴデンドロサイトが、NMOではアストロサイトが主に障害される。そのために障害される神経細胞特異的蛋白を髄液中で測定することで鑑別に用いる方法が検討されている。オリゴデンドロサイト特異的蛋白であるMBPは残念ながらMSでもNMOでも増加する。これは炎症によりオリゴデンドロサイトのミエリンもNMOで障害を受けるためと想定される。アストロサイト特異的蛋白であるGFAPの測定が研究されておりMSとMOG抗体陽性視神経炎では増加せず、NMOで増加することがわかってきて注目されているが残念ながら研究室レベルの測定に留まっており商業化はなされていない[5]。

中枢神経脱髄性疾患の髄液マーカー

中枢神経脱髄性疾患の鑑別は難しいが髄液マーカーはある程度その鑑別に役立つ。各種疾患の比較を下記に示す。

MS 類縁疾患の髄液検査まとめ

	MS	NMO	MOGON	ADEM
血液マーカー	なし	抗 AQP4 抗体	抗 MOG 抗体	なし
OCB 陽性率	70%	10〜20%	10〜30%	10%
IgG-Index	半数で上昇, 1.0 以上になることが多い	正常例が多く, 上昇も軽度	データなし	正常が多く上昇も軽度
MBP	増加	増加	増加	増加
髄液細胞数	正常から増加 (50/μL を超えることはまれ)	増加 (50/μL を超えることもある) ときに多形核球が出現	正常から軽度増加 (脊髄病変を伴うと増加)	正常から軽度増加

MS:多発性硬化症, NMO:視神経脊髄炎, MOGON:抗 MOG 抗体陽性視神経炎, ADEM:急性散在性脳脊髄炎

ADEM, CIS から MS, NMO への進展

ADEM は基本的に単回のエピソードの脱髄性疾患を意味し, CIS とは MS や NMO の初回エピソードを意味する。ADEM や CIS が MS や NMO に進展するかどうかの指標は, まず血液中の AQP4 抗体や MOG 抗体が陽性であれば診断は確定。AQP4 抗体, MOG 抗体が陰性の場合に OCB が陽性であると将来的に高率に MS に進展する可能性が高い。

アトピー性脊髄炎

脊髄に好酸球浸潤を伴う炎症をきたす脊髄炎でMSやNMOなどの他の脊髄炎の原因が否定されていることが条件である。髄液検査では細胞数と蛋白は正常から軽度増加。髄液好酸球の出現は10%未満である。オリゴクローナルバンドは陰性。Isobeらの診断基準ではIL-9高値（≧14.0 pg/mL），CCL11（エオタキシン-1）の高値（≧2.2 pg/mL）となっている[8]。筆者らが調べた限りでは髄液IL-9，CCL11測定ともに商業化はされていない。

神経ベーチェット病

ベーチェット病では髄膜病変や白質病変など種々の神経病変を示し，髄膜に炎症が強い場合には細胞数の上昇が高度である。神経ベーチェット病は急性型と慢性進行型に分けられる。急性型神経ベーチェット病では細胞数，蛋白の上昇が見られ，特に治療前の病初期には髄液中の多形核球優位の無菌性髄膜炎を呈することが特徴的である。急性期には髄液IL-6が上昇し治療と共に低下する。慢性進行型ベーチェット病では細胞数，蛋白は正常から軽度上昇に留まるが髄液IL-6が持続的に17 pg/mL以上の高値となり慢性的な炎症が示唆される[9]。神経ベーチェット病では髄液中IgA，IgMの上昇も認め髄液IgA，IgMは疾患活動性を反映する[10]。

神経スウィート病

神経スウィート病も神経ベーチェット病と同じく種々の神経病変を呈し髄膜に炎症が強いと細胞数も増加し蛋白は150 mg/dL以下の増加，細胞数は150/μL以上の増多が見られる。髄液中のサイトカインもIL-6，IFNγなど多くの増加が見られる[11]。急性期には多形核球優位の髄液細胞増多が見られる。

神経ベーチェット病と神経スウィート病の鑑別

ベーチェット病もスウィート病も皮膚粘膜病変と神経病変を起こす全身性炎症性疾患で好中球の機能亢進による組織障害を主とする。神経ベーチェット病と神経スウィート病の鑑別は全身症状や MRI での病変の局在などを参考にするが鑑別に苦慮することが多く，髄液検査での違いはないと思ってよい。血液検査での HLA 型が最も有用な鑑別ポイントなる。検査すべきは A26，B51，B54，Cw1 である。ベーチェット病全体では HLAB51 は約半数に陽性となるが神経ベーチェット病では 75% 以上，慢性進行型神経ベーチェット病で 90% 以上が陽性となる。スウィート病全体で HLAB54，Cw1 はいずれも半数程度で陽性だが神経スウィート病ではそれぞれ 74%，85% で陽性となり有用である[12]。

神経ベーチェット病，神経スウィート病の HLA 型

	対照	ベーチェット病	神経ベーチェット病	スウィート病	神経スウィート病
A26	21%	37%	データなし	7%	17%
B51	17%	51%	75%以上	14%	17%
B54	14%	8%	データなし	48%	74%
Cw1	28%	10%	データなし	48%	85%

神経サルコイドーシス

髄膜炎型や腫瘤型など病型により蛋白，細胞は正常から高度増加まで症例によって異なる。細胞数増多はリンパ球優位である。糖の低下を呈することもある[13]。OCB は 3〜5 割で陽性となる。髄液 CD4/8 比，ACE，sIL-2R，β2MG，髄液好酸球，リゾチームの上昇を認めることがある[1,14]。ただし 3 割程度は一般髄液所見が正常である。髄液 IgA，IgM の上昇は少なく IgA，IgM が顕著に増加している場合には神経サルコイドーシスは否定的である。

ループス神経・精神障害

全身性エリテマトーデス（SLE）では末梢神経，中枢神経に多彩な障害をきたし neuropsychiatric SLE（NPSLE）と総称される。ループス神経・精神障害（lupus psychosis）はその中でも幻覚，妄想，混迷などが特徴の精神症状で免疫学的機序の関与するものである。

ループス神経・精神障害では髄液細胞数, 蛋白ともに正常が多く, 異常値であったとしても軽度の上昇である。そのためにSLEに対してステロイド治療中の場合にはステロイド精神病との鑑別が難しいが髄液 IL-6 と IgG-Index の上昇が鑑別に役立つ。脳血管障害や中枢神経感染症が否定されたループス神経・精神障害とそうでない SLE の髄液を比較すると, IL-6 を 4.3 pg/mL をカットオフとすると感度87.5%, 特異度92.3%で鑑別できる[15]。IgG-Index 上昇は感度は高いが特異度は 16.7%と低い。IL-6 以外の髄液サイトカイン・ケモカインも上昇し IL-1, 2, 8, 10, TNFα, IFNγ などが上昇する[16]。

ループス神経・精神障害において血清リボソームP抗体が40〜50%で増加するが, 髄液での抗リボソームP抗体は上昇しない[17]。これは現在測定されている抗リボソームP抗体はリボソームのC末端22アミノ酸を認識する抗体を測定しているが髄液中には血液中とは異なりC末端22アミノ酸以外の部位を認識する抗リボソームP抗体が存在するためと考えられている。ループス神経・精神障害患者の髄液からは NMDA 受容体の NR2 サブユニットに対する抗体が検出される[18]がコスミックコーポレーションでの NMDA 受容体抗体は NR1 に対する抗体の検出でありループス神経・精神障害の NMDA 受容体抗体の検出はできないと思われる。

シェーグレン症候群

シェーグレン症候群は NMO を合併することがあり AQP4 抗体陽性の場合には NMO の脳病変と考えたほうがよい。AQP4 抗体陰性のシェーグレン症候群単独でも神経病変を起こしうるが, 細胞数, 蛋白, IgG-Index は正常から軽度上昇など他の炎症性疾患との鑑別は難しい。IgA, M も上昇を認める。髄液糖が低下することもある。OCB は 3〜9 割で陽性になるが治療によって陰性化する[1]。

リウマチ性髄膜炎

炎症細胞浸潤とリウマトイド結節を髄膜に認める疾患であり, 生検で確定診断されるが, リウマトイド結節の検出は生検のみでは難しく最終的に剖検で診断されることが多い。炎症は硬膜または軟膜に認められる。一般髄液検査ではリンパ球優位の細胞数増多と蛋白

増多,炎症性サイトカイン(IL-6, TNFα)の上昇が見られる。髄液糖が著減することもある。炎症が硬膜のみに限局し軟膜に及んでいなければ髄液細胞数の上昇が見られないこともある[19]。

髄液中リウマトイド因子も検出され,特異性が高いが髄液基準値はない。ただし血清と髄液蛋白濃度との違いを考慮するとリウマトイド因子が検出される時点で異常と考えてもよいかもしれない。

中枢神経系血管炎 (central nervous system vasculitis : CNS vasculitis)

髄液検査では80〜90%の割合で異常が見られ,細胞数は上昇しても10〜20/μL程度,蛋白は100 mg/dL以上の増加を認めることもある。髄液糖の減少はない。無菌性髄膜炎との鑑別が難しい[20-22]。髄液検査で特異的な疾患マーカーはない。

可逆性脳血管攣縮症候群 (reversible cerebral vasoconstriction syndrome : RCVS)

脳梗塞や脳出血を起こしていない限り,髄液検査は正常である[20-22]。

> **CNS vasculitis と RCVS**
> CNS vasculitis も RCVS も中枢神経以外に全身性の臓器病変はなく頭痛,脳血管障害に加えて多発する血管狭窄をきたすために鑑別が難しい病態である。髄液検査ではCNS vasculitis は細胞数,蛋白とも上昇するが RCVS は髄液所見が正常であることが鑑別点の1つである。RCVSでも出血性病変や脳梗塞を起こした場合には細胞数,蛋白の上昇が認められる。

肥厚性硬膜炎

肥厚性硬膜炎は血管炎,関節リウマチ,サルコイドーシス,結核,真菌など種々の原因で起きるが共通して髄液検査では圧上昇,単核球優位の細胞数,蛋白上昇を認め炎症の度合いにより軽度から高度増加まで種々である。ただし炎症が硬膜に限局してくも膜,軟膜に及んでいない場合には髄液検査正常のこともある。

IgG4関連疾患による肥厚性硬膜炎では髄液 IgG-Index 上昇だけ

でなく髄液 IgG4 上昇,IgG4-Index も上昇する。OCB 陽性になることもある[23]。

NMDA 受容体脳炎

NMDA 受容体のサブユニット NR1 に対する抗体が検出される。診断には血液ではなく髄液から NMDA 受容体抗体が検出される必要がある。髄液細胞数は 6〜219/μL,蛋白は 21〜219 mg/dL と幅が広い。IgG-index の上昇を認め約 7 割の症例で OCB が陽性となる。治療により NMDA 受容体抗体,OCB は陰性化する[24,25]。

VGKC 複合体抗体陽性脳炎（Morvan 症候群）

VGKC 複合体脳炎は VGKC 複合体の抗原部位により LGI1 抗体と CASPR2 抗体に分けられる。どちらも髄液所見は軽く,軽度の細胞数,蛋白上昇が LGI1 抗体陽性脳炎では 41%,CASPR2 抗体陽性脳炎では 25% 程度に認められるのみである[26,27]。抗体は血液検査で陽性となれば十分で,髄液では測定しない。

橋本脳症

85% の患者に蛋白上昇,25% の患者に細胞数上昇を認める。血清中で陽性となる TPO 抗体や抗サイログロブリン抗体は髄液中にも検出される。蛋白,細胞数は治療により正常化するが髄液中の TPO 抗体やサイログロブリン抗体は治療しても検出されるため治療の指標とすべきではない[28-30]。血液中の NAE 抗体の有用性が日本から報告されているが商業化されてはいない。

GAD 抗体陽性小脳失調症,GAD 抗体陽性てんかん,GAD 抗体陽性辺縁系脳炎

細胞数,蛋白は正常か軽度増加に留まる。OCB が陽性になることが多い。髄液中 GAD 抗体が検出され GAD 抗体価指数が 1.0 を超えると髄腔内産生を示唆する[31]。血清 GAD 抗体は 2,000 U/mL を超える高力価を示す例が多い[32]が日本からは低力価での報告もされている[33]。

グルテン失調症

血液中の抗グリアジン抗体,抗筋内膜抗体陽性で診断される。髄

液細胞数, 蛋白, IgG-Index はすべて正常, OCB は陰性, 髄液中の抗グリアジン抗体, 抗筋内膜抗体も陰性である[34]。

アイザックス症候群 (Isaacs syndrome)

髄液細胞数は正常, 軽度の蛋白上昇が見られることが多い[35]。診断には血液中の VGKC 複合体抗体が参考になる。細胞数の上昇や蛋白上昇が見られる場合には VGKC 複合体脳炎 (Morvan 症候群) の合併を疑う必要がある。

スティッフパーソン症候群 (stiff-person syndrome)

髄液細胞数, 蛋白は正常である。患者の 6 割に血清の GAD 抗体陽性で, その場合には髄液中にも GAD 抗体が検出される[36]。OCB は約半数に認められる[37]。悪性腫瘍に関連するスティッフパーソン症候群では血液中に amphiphysin 抗体が認められる。

原田病 (Vogt-Koyanagi-Harada disease)

ブドウ膜炎急性期に無菌性髄膜炎を合併する。髄液細胞数, 蛋白の増多を認める。髄膜炎をきたすのは髄膜には原田病のターゲットとなる色素細胞が豊富なためである。まれに MS 様の白質病変を認めることもある。髄膜炎を疑う頭痛や項部硬直などの症状がなくとも原田病のブドウ膜炎急性期には 80〜100% の症例で髄液細胞数上昇を呈するため, 特発性ブドウ膜炎と原田病の鑑別に髄液検査は必須である[38]。OCB 陽性や IgG-Index 上昇は 5% 程度である。髄液細胞診でメラニン顆粒を貪食し細胞質内にメラニン顆粒を含むマクロファージが観察されれば原田病が強く示唆される[39]。

トロサ・ハント症候群 (Tolosa-Hunt syndrome)

髄液検査は細胞数, 蛋白ともに正常である。髄液検査に明らかな異常がある場合には類似の症状を呈する他の疾患 (リンパ腫, 血管炎, 感染など) を考慮すべきである[40]。

chronic lymphocytic inflammation with pontine perivascular enhancement responsive to steroids (CLIPPERS)

5〜50/μL 程度の軽度の細胞数増多と蛋白上昇を呈する。OCB は病勢に一致して陽性となり治療により陰性化する[41-43]。疾患特異的な髄液検査項目はない。

免疫性神経疾患の特殊抗体測定

免疫性神経疾患の特殊な抗体に関しては検査会社の HP や検査案内にも載ってないことが多く，いったいどこにどうやって提出したらよいか困っている方も多いと思う。大学を中心とする研究機関に依頼して測定することも可能だがやはり手間が多い。できれば外注検査会社に依頼したいと思うのが心情であろう。本書でも多くの特殊検査項目を挙げて解説しており基本的に検査会社で測定可能なものを提示してある。

血液検査で測定可能な項目はすべて髄液検査でも測定可能であるが髄液蛋白は血液蛋白の 1/300〜1/200 程度の濃度であることを考えると測定感度以下になることも多く，検出されること自体が異常であることが多い。Index を使用して評価可能な場合には Index で評価されている。本書で取り上げた特殊検査項目で測定可能なものを列挙する。

血清抗グリアジン抗体，抗筋内膜抗体：SRL で測定可能。
髄液 NMDA 受容体抗体：コスミックコーポレーションで測定可能。
血清 NMDA 受容体抗体，抗 VGKC 複合体抗体：LSI メディエンスを通じパラネオプラスチック抗体パネルで一斉に測定される中の一部としてメイヨークリニックで測定可能。

その他に本書では触れていないが測定可能な自己抗体も多くあり，LSI メディエンスを通じて測定するパラネオプラスチック抗体パネルでは CRMP-5 抗体，AMPA 受容体抗体，GABA-B 受容体抗体，Amphiphysin 抗体などが測定可能である。コスミックコーポレーションでも Titin 抗体，LG1 抗体，CASPR2 抗体，GnglionicAChR 抗体，Amphiphysin 抗体，CV2 抗体など測定可能なため特殊な自己抗体を希望の際には検査会社に直接問い合わせるとよい。ただしほとんどの検査は保険適応外のため費用の支払いに関しては各施設で調整が必要である。

ビッカースタッフ型脳幹脳炎(Bickerstaff brainstem encephalitis)

日本で行われた疫学調査で37例が検討され,蛋白上昇は38%,細胞数上昇は44%,蛋白細胞解離は14%であった。細胞数が51/μL以上になることはまれである。OCBは全例で陰性であった[44]。

Reference

1) Reske D, Petereit HF, Heiss WD : Difficulties in the differentiation of chronic inflammatory diseases of the central nervous system-value of cerebrospinal fluid analysis and immunological abnormalities in the diagnosis. Acta Neurol Scand 2005 ; 112 : 207-13.
2) Kaneko K, Sato DK, Nakashima I, et al. : Myelin injury without astrocytopathy in neuroinflammatory disorders with MOG antibodies. J Neurol Neurosurg Psychiatry 2016.
3) Sato DK, Callegaro D, Lana-Peixoto MA, et al. : Distinction between MOG antibody-positive and AQP4 antibody-positive NMO spectrum disorders. Neurology 2014 ; 82 : 474-81.
4) Nakajima H, Motomura M, Tanaka K, et al. : Antibodies to myelin oligodendrocyte glycoprotein in idiopathic optic neuritis. BMJ Open 2015 ; 5 : e007766.
5) Takano R, Misu T, Takahashi T, et al. : Astrocytic damage is far more severe than demyelination in NMO : a clinical CSF biomarker study. Neurology 2010 ; 75 : 208-16.
6) Krupp LB, Banwell B, Tenembaum S : Consensus definitions proposed for pediatric multiple sclerosis and related disorders. Neurology 2007 ; 68 : S7-12.
7) Koelman DL, Chahin S, Mar SS, et al. : Acute disseminated encephalomyelitis in 228 patients : A retrospective, multicenter US study. Neurology 2016 ; 86 : 2085-93.
8) Isobe N, Kanamori Y, Yonekawa T, et al. : First diagnostic criteria for atopic myelitis with special reference to discrimination from myelitis-onset multiple sclerosis. J Neurol Sci 2012 ; 316 : 30-5.
9) Hirohata S, Isshi K, Oguchi H, et al. : Cerebrospinal fluid interleukin-6 in progressive Neuro-Behcet's syndrome. Clin Immunol Immunopathol 1997 ; 82 : 12-7.
10) Sharief MK, Hentges R, Thomas E : Significance of CSF immunoglobulins in monitoring neurologic disease activity in Behcet's disease. Neurology 1991 ; 41 : 1398-401.
11) Kimura A, Sakurai T, Koumura A, et al. : Longitudinal analysis of cytokines and chemokines in the cerebrospinal fluid of a patient with Neuro-Sweet disease presenting with recurrent encephalomeningitis. Internal Medicine (Tokyo, Japan) 2008 ; 47 : 135-41.

12) Mizoguchi M, Matsuki K, Mochizuki M, et al.：Human leukocyte antigen in Sweet's syndrome and its relationship to Behcet's disease. Arch Dermatol 1988；124：1069-73.
13) Petereit HF, Reske D, Tumani H, et al.：Soluble CSF interleukin 2 receptor as indicator of neurosarcoidosis. J Neurol 2010；257：1855-63.
14) Nozaki K, Judson MA：Neurosarcoidosis：Clinical manifestations, diagnosis and treatment. Presse Med 2012；41：e331-48.
15) Hirohata S, Kanai Y, Mitsuo A, et al.：Accuracy of cerebrospinal fluid IL-6 testing for diagnosis of lupus psychosis. A multicenter retrospective study. Clin Rheumatol 2009；28：1319-23.
16) Jeltsch-David H, Muller S：Neuropsychiatric systemic lupus erythematosus：pathogenesis and biomarkers. Nat Rev Neurol 2014；10：579-96.
17) Isshi K, Hirohata S：Differential roles of the anti-ribosomal P antibody and antineuronal antibody in the pathogenesis of central nervous system involvement in systemic lupus erythematosus. Arthritis Rheum 1998；41：1819-27.
18) Arinuma Y, Yanagida T, Hirohata S：Association of cerebrospinal fluid anti-NR2 glutamate receptor antibodies with diffuse neuropsychiatric systemic lupus erythematosus. Arthritis Rheum 2008；58：1130-5.
19) Kato T, Hoshi K, Sekijima Y, et al.：Rheumatoid meningitis：an autopsy report and review of the literature. Clin Rheumatol 2003；22：475-80.
20) Lucke M, Hajj-Ali RA：Advances in primary angiitis of the central nervous system. Curr Cardiol Rep 2014；16：533.
21) Hammad TA, Hajj-Ali RA：Primary angiitis of the central nervous system and reversible cerebral vasoconstriction syndrome. Curr Atheroscler Rep 2013；15：346.
22) Birnbaum J, Hellmann DB：Primary angiitis of the central nervous system. Arch Neurol 2009；66：704-9.
23) Lu LX, Della-Torre E, Stone JH, et al.：IgG4-related hypertrophic pachymeningitis：clinical features, diagnostic criteria, and treatment. JAMA Neurol 2014；71：785-93.
24) Wang R, Guan HZ, Ren HT, et al.：CSF findings in patients with anti-N-methyl-D-aspartate receptor-encephalitis. Seizure 2015；29：137-42.
25) Graus F, Titulaer MJ, Balu R, et al.：A clinical approach to diagnosis of autoimmune encephalitis. Lancet Neurol 2016；15：391-404.
26) Vincent A, Bien CG, Irani SR, et al.：Autoantibodies associated with diseases of the CNS：new developments and future challenges. Lancet Neurol 2011；10：759-72.
27) Lancaster E, Martinez-Hernandez E, Dalmau J：Encephalitis and antibodies to synaptic and neuronal cell surface proteins. Neurology 2011；77：179-89.
28) Zhou JY, Xu B, Lopes J, et al.：Hashimoto encephalopathy：literature review. Acta Neurol Scand 2016.
29) Payer J, Petrovic T, Lisy L, et al.：Hashimoto encephalopathy：a rare intricate syndrome. Int J Endocrinol Metab 2012；10：506-14.
30) Lee SW, Donlon S, Caplan JP：Steroid responsive encephalopathy associated

with autoimmune thyroiditis (SREAT) or Hashimoto's encephalopathy : a case and review. Psychosomatics 2011 ; 52 : 99-108.
31) Arino H, Gresa-Arribas N, Blanco Y, et al. : Cerebellar ataxia and glutamic acid decarboxylase antibodies : immunologic profile and long-term effect of immunotherapy. JAMA Neurol 2014 ; 71 : 1009-16.
32) Saiz A, Blanco Y, Sabater L, et al. : Spectrum of neurological syndromes associated with glutamic acid decarboxylase antibodies : diagnostic clues for this association. Brain 2008 ; 131 : 2553-63.
33) Nanri K, Niwa H, Mitoma H, et al. : Low-titer anti-GAD-antibody-positive cerebellar ataxia. Cerebellum (London, England) 2013 ; 12 : 171-5.
34) Burk K, Bosch S, Muller CA, et al. : Sporadic cerebellar ataxia associated with gluten sensitivity. Brain 2001 ; 124 : 1013-9.
35) Ahmed A, Simmons Z : Isaacs syndrome : A review. Muscle Nerve 2015 ; 52 : 5-12.
36) Raju R, Foote J, Banga JP, et al. : Analysis of GAD65 Autoantibodies in Stiff-Person Syndrome Patients. J Immunol 2005 ; 175 : 7755-62.
37) Martinez-Hernandez E, Arino H, McKeon A, et al. : Clinical and Immunologic Investigations in Patients With Stiff-Person Spectrum Disorder. JAMA Neurol 2016 ; 73 : 714-20.
38) Miyanaga M, Kawaguchi T, Shimizu K, et al. : Influence of early cerebrospinal fluid-guided diagnosis and early high-dose corticosteroid therapy on ocular outcomes of Vogt-Koyanagi-Harada disease. Int Ophthalmol 2007 ; 27 : 183-8.
39) Takeshita T, Nakazawa M, Murakami K, et al. : A patient with long standing melanin laden macrophages in cerebrospinal fluid in Vogt-Koyanagi-Harada syndrome. Br J Ophthalmol 1997 ; 81 : 1114.
40) Kline LB, Hoyt WF : The Tolosa-Hunt syndrome. J Neurol Neurosurg Psychiatry 2001 ; 71 : 577-82.
41) Taieb G, Duflos C, Renard D, et al. : Long-term outcomes of CLIPPERS (chronic lymphocytic inflammation with pontine perivascular enhancement responsive to steroids) in a consecutive series of 12 patients. Arch Neurol 2012 ; 69 : 847-55.
42) Dudesek A, Rimmele F, Tesar S, et al. : CLIPPERS : chronic lymphocytic inflammation with pontine perivascular enhancement responsive to steroids. Review of an increasingly recognized entity within the spectrum of inflammatory central nervous system disorders. Clin Exp Immunol 2014 ; 175 : 385-96.
43) Pittock SJ, Debruyne J, Krecke KN, et al. : Chronic lymphocytic inflammation with pontine perivascular enhancement responsive to steroids (CLIPPERS). Brain 2010 ; 133 : 2626-34.
44) Koga M, Kusunoki S, Kaida K, et al. : Nationwide survey of patients in Japan with Bickerstaff brainstem encephalitis : epidemiological and clinical characteristics. J Neurol Neurosurg Psychiatry 2012 ; 83 : 1210-5.

〔太田浄文〕

6. 神経変性疾患

アルツハイマー病（Alzheimer's disease：AD）

　急速な神経細胞死により総タウ蛋白は上昇する。ADでは神経原線維変化の原因であるタウ蛋白はリン酸化を受けて髄液中リン酸化タウ蛋白が上昇する。老人斑に凝集する蛋白であるAβ42は不溶化し髄液中に漏出しないため髄液中Aβ42は低下する。Aβ40はAD患者の髄液では軽度増加するためADの診断にはAβ42/40比も有用である。ADの診断はリン酸化タウ蛋白の上昇，Aβ42の低下，Aβ42/40比の低下がそろえば確定的である。

　Aβ40，Aβ42はSRLとLSIメディエンスで測定可能でどちらもWAKO社のELISAキットを使用して測定している。これまでの研究結果ではそれぞれ使用しているELISAキットが異なるために研究ごとに少しずつカットオフ値が異なり，SRL，LSIメディエンスと全く同じものを使用しているわけではないがおおよその値は一致している。これまでの研究結果を下表にまとめて示す[1-7]。これらの結果から本書ではカットオフ値を総タウ蛋白は400 pg/mL，Aβ42は120 pmol/L（≒540 pg/mL），Aβ42/Aβ40比は0.1に設定した。リン酸化タウ蛋白は検査会社の設定している50 pg/mLを採用した。

アルツハイマー病とその他の認知症の髄液 Aβ とタウ蛋白

疾患 (n)	Aβ42 (pmol/L) (pg/mL)	Aβ40 (pmol/L) (pg/mL)	Aβ42/ Aβ40	p-tau (pg/mL)	t-tau (pg/mL)	文献
AD (93)	110± 73 496±329	1,498± 828 6,486±3,585	16.5±8.6		489±298	1
control (41)	242±180 1,092±812	1,361± 859 5,893±3,719	6.8±3.3		217±128	1
NA (33)	209±160 943±722	1,511± 901 6,542±3,901	9.4±5.5		267±146	1
ND (56)	245±189 1,105±853	1,486± 806 6,434±3,490	8.2±5.5		193± 89	1
control (316)					166±104	2
AD (366)					482±271	2
VaD (61)					213±157	2
DLB (14)					330±204	2
PSP (14)					197±117	2
CBD (14)					305±257	2
control (36)	193± 80 870±360	1,547± 577 6,700±2,500	0.15±0.11			3
MCI-AD (55)	102± 27 460±120	1,432± 485 6,200±2,100	0.078±0.019			3
Stable MCI (55)	148± 58 670±260	1,363± 531 5,900±2,300	0.13±0.066			3
MCI-other (21)	148± 40 670±180	1,316± 485 5,700±2,100	0.13±0.035			3
control (304)	150 (40〜420) 675 (182〜1,897)			51 (16〜156)	280 (42〜915)	4
AD (529)	82 (19〜300) 370 (85〜1,354)			82 (17〜279)	559 (85〜2,782)	4
VaD (28)	113 (42〜183) 512 (190〜825)			51 (24〜163)	319 (86〜2,483)	4

6. 神経変性疾患

疾患 (n)	Aβ42 [pmol/L] (pg/mL)	Aβ40 [pmol/L] (pg/mL)	Aβ42/ Aβ40	p-tau (pg/mL)	t-tau (pg/mL)	文献
DLB (14)	95 (44~145) 427 (199~654)			55 (25~125)	329 (40~1,010)	4
AD (512)	99 (81~119) 447 (365~535)			83 (63~112)	604 (419~860)	
VaD (34)	139 (96~191) 627 (432~862)			35 (27~56)	238 (166~430)	
DLB (52)	141 (103~175) 638 (467~790)			52 (40~69)	305 (222~510)	
PSP (20)	124 (125~213) 767 (563~963)			36 (27~47)	203 (167~407)	5
CBD (16)	151 (96~221) 681 (435~998)			50 (35~69)	262 (226~352)	
CJD (6)	167 (156~196) 755 (705~886)			54 (40~102)	2060 (1,884~4,920)	
PSY (135)	201 (167~231) 906 (756~1,041)			41 (33~58)	213 (167~310)	
control (107)	134 (89~155) 605 (403~701)	777 (684~883) 3364 (2,961~3,825)	0.18 (0.14~0.21)			6
AD (48)	68 (49~81) 305 (223~367)	812 (693~900) 3517 (3,002~3,898)	0.09 (0.07~0.10)			

疾患 (n)	Aβ42 〔pmol/L〕 (pg/mL)	Aβ40 〔pmol/L〕 (pg/mL)	Aβ42/ Aβ40	p-tau (pg/mL)	t-tau (pg/mL)	文献
DLB (51)	79 (62～123) 361 (278～555)	694 (570～797) 3003 (2,466～3,452)	0.13 (0.09～0.20)			6
PD (43)	131 (98～149) 591 (441～673)	736 (626～808) 3185 (2,711～3,497)	0.19 (0.17～0.22)			
AD (160)	148 ± 66 668.5±297.3		0.047±0.022			7
Non-AD (207)	225 ± 72 1,014.5±325.9		0.084±0.054			

注：文献 1 は Aβ40, Aβ42 の単位は pmol/L（=fmol/mL）で報告されている。Aβ40, Aβ42 の分子量をそれぞれ 4330, 4514 g/mol で計算し pg/mL に変換している。上段は pmol/L, 下段は pg/mL で表記した。

注：Aβ40/Aβ42 比は pmol/L の単位で計算している。pg/mL で計算すると 0.96 倍となる。文献 2～7 の比とは分母・分子が逆になっていることに注意してほしい。

NA：非アルツハイマー型認知症, ND：その他の神経疾患, AD：アルツハイマー病, VaD：血管性認知症, DLB：レビー小体型認知症, PSP：進行性核上性麻痺, CBD：皮質基底核変性症, MCI-AD：AD に移行した MCI, Stable MCI：AD に移行しない MCI, MCI-other：AD 以外の認知症に移行した MCI, CJD：クロイツフェルトヤコブ病　PSY：精神病

注：文献 2～7 では Aβ2, Aβ40 の単位は pg/mL で報告されている。検査会社からの報告は pmol/L で報告されるので pmol/L で算出した値を上段に記載した。Aβ42/Aβ40 比は文献 2～7 は pg/mL で計算しているので pmol/L の比にするには 1.04 倍になる。

レビー小体型認知症 (dementia with Lewy bodies : DLB)

HVA, MHPG は正常か軽度低下である。パーキンソニズムが進行するにつれて HVA, 5-HIAA 低下を認める。Aβ42 は軽度低下するがアルツハイマー病ほどではなく, Aβ42/40 比の低下はない[6]。総タウ蛋白, リン酸化タウ蛋白の上昇はない[8]。DLB もパーキンソン病と同じく α シヌクレインが沈着しレビー小体を形成するために髄液 α シヌクレインは低下する[8]が測定は研究機関でのみ可能でまだ商業化はされていない。

血管性認知症 (vascular dementia : VaD)

脳梗塞, 脳出血急性期を過ぎている場合には髄液細胞数や蛋白, IgG-Index などの一般項目はすべて正常。Aβ, 総タウ蛋白, リン酸化タウ蛋白も正常である。ただし血管性認知症患者は高齢で他の認知症, 特にアルツハイマー病を合併していることも多い。合併している場合にはアルツハイマー病類似の検査所見となる[5,9]。

前頭側頭型認知症 (frontotemporal dementia : FTD)

臨床診断における FTD はピック病, アルツハイマー病, PSP, CBD, DLB, TDP43 proteinopathy, FUS proteinopathy などが混在している。そのために髄液バイオマーカーも一定の傾向はない[10]。

正常圧水頭症

総タウ蛋白, リン酸化タウ蛋白, HVA, 5-HIAA はいずれも正常。Aβ42 は軽度低下を示すことがある[11,12]。髄液細胞数は正常, 髄液蛋白は turn over 阻害によって上昇することもある。

軽度認知障害 (mild cognitive impairment : MCI)

MCI は軽度の認知機能低下が疑われるが認知症とは診断できない状態のことを指し, 数年後にアルツハイマー病やその他の認知症に進展する可能性がある病態である。認知症に進展しない場合もある。MCI の髄液検査は背景疾患によって異なってくるが, 髄液検査でアルツハイマー病を示唆するリン酸化タウ蛋白の増加や Aβ42 低下があるような場合にはアルツハイマー病に進展する可能性が高い[4]。

嗜銀顆粒性認知症（dementia with grains：DG）

AD，DLB，VaD などが否定され 80 歳を超えて発症する緩徐進行性の認知症で病理学的にタウ蛋白の蓄積を認めるものを高齢者タウオパチーと呼び，嗜銀顆粒性認知症と神経原線維変化病に分けられる。嗜銀顆粒性認知症は病的学的に Aβ 蓄積やレビー小体は認めずタウ蛋白の蓄積を認める。髄液検査も病理学的変化を反映して細胞数，蛋白は正常，Aβ42，HVA，5-HIAA は正常，総タウ蛋白，リン酸化タウ蛋白は正常か上昇しても軽度である[13]。

神経原線維変化型老年期認知症
(senile dementia of the neurofibrillary tangle type：SD-NFT)

高齢者タウオパチーの中で神経原線維変化を主体とするものである。髄液検査のデータは症例の蓄積が十分ではないので不明だが病理学的変化からは髄液検査では Aβ，HVA，5-HIAA は正常，総タウ蛋白，リン酸化タウ蛋白の上昇が予測される。

認知症性疾患の髄液検査を利用した鑑別

現在のところ認知症性疾患の髄液バイオマーカーで感度・特異度が高い検査はアルツハイマー病診断のみである。また，認知症は高齢者が多く，複数の病理学的変化を合併することがまれではない。そのために髄液検査でも明瞭な検査結果にならないことが多いが，ある程度の鑑別の材料にはなる。髄液バイオマーカーを表にまとめる。

認知症性疾患の髄液バイオマーカー

	AD	DLB	VaD	iNPH	DG	SD-NFT
総タウ	↑↑	→	→	→	→〜↑	→〜↑
リン酸化タウ	↑↑	→	→	→	→〜↑	→〜↑
Aβ42	↓↓	→〜↓	→	→〜↓	→	→
HVA	→	↓	→	→	→	→
5-HIAA	→	→〜↓	→	→	→	→

AD：アルツハイマー病，DLB：レビー小体型認知症，VaD：血管性認知症，iNPH：特発性正常圧水頭症，DG：嗜銀顆粒性認知症，SD-NFT：神経原線維変化型老年期認知症

6. 神経変性疾患

パーキンソン病（Parkinson's disease：PD）

　細胞数，蛋白，IgG-Indexなどの一般検査は正常。ドーパミン分泌能の低下を反映して髄液HVAは低下するが軽度に留まっている報告が多い。これはパーキンソン病患者はL-DOPAを投与されていることがほとんどでその影響が考えられる。MHPGは正常，5-HIAAは軽度低下の報告が多い[14-16]。Aβ42，総タウ蛋白，リン酸化タウ蛋白は正常[8]。パーキンソン病は神経細胞内にレビー小体を形成しαシヌクレインが主たる凝集蛋白である。髄液検査ではαシヌクレインは凝集により髄液への漏出が低下し髄液中濃度が低下することがわかっており特異度の高いマーカーとしての期待がある[17]が今のところ商業的に測定可能にはなっていない。

進行性核上性麻痺（progressive supranuclear palsy：PSP），皮質基底核変性症（corticobasal degeneration：CBD, corticobasal syndrome：CBS）

　PSP，CBDともに脳内にタウ蛋白が沈着する疾患である。一般髄液検査は正常で，総タウ蛋白はCBDでは正常コントロールよりも高いがアルツハイマー病よりは低い傾向にある。PSPでは総タウ蛋白は正常のことが多い。リン酸化タウ蛋白はPSP，CBDともに正常が多いが軽度の上昇が認められることもある。Aβ42は正常である[5,18-20]。HVAはパーキンソン症状進行により低下する[21]。CBDもPSPも髄液検査では特異性の高いマーカーは今のところない。

脳血管性パーキンソニズム

一般髄液項目および HVA, 5-HIAA, MHPG は正常である[14]。

髄液検査を利用したパーキンソン症候群の鑑別

パーキンソン症候群の髄液所見は特異的なものに乏しく臨床的鑑別は MRI や SPECT などを総合的に判断するが髄液所見のおおよその傾向を示す。

パーキンソン症候群の髄液バイオマーカー

	PD	CBD	PSP	VaP	MSA-P
総タウ	→	→〜↑	→	→	→
リン酸化タウ	→	→	→	→	→
Aβ42	→	→	→	→	→
HVA	→〜↓	→〜↓	→〜↓	→	↓
5-HIAA	→〜↓	→〜↓	→〜↓	→	↓
αシヌクレイン	↓	→	→	→	→

PD：パーキンソン病　CBD：大脳皮質基底核変性症　PSP：進行性核上性麻痺　VaP：脳血管性パーキンソニズム　MSA：多系統萎縮症

筋萎縮性側索硬化症

髄液細胞数は正常だが軽度の髄液蛋白増加を認めることが多い。総タウ蛋白も軽度上昇を認めることがあるがリン酸化タウ蛋白は正常である。病理学的には TDP-43 が細胞質に凝集し髄液 TDP-43 の上昇が報告されている[22]が商業的には扱われていない。

脊髄小脳変性症

遺伝性脊髄小脳変性症（SCA）では髄液検査での鑑別を報告した研究はほとんどなく有用性は低い。孤発性の小脳萎縮のみを呈して晩発性皮質小脳萎縮症（LCCA）と呼ばれる一群でも有用なマーカーは今のところない。多系統萎縮症ではドーパミン，セロトニン産生ニューロンの変性を生じるため髄液中の HVA, MHPG, 5-HIAA がいずれも低下する。MHPG 低下は自律神経障害によるノルアドレナリン産生低下を意味しパーキンソン病では低下しないため鑑別に有用である[16]。HVA, 5-HIAA, MHPG は MSA-P と MSA-C とで差

がない[23]。多系統萎縮症はオリゴデンドログリアの変性に引き続き神経細胞死,軸索変性をきたすが NSE, MBP の増加は認めない[24]。

ハンチントン病(Huntington's disease)

髄液細胞数,蛋白などの一般項目は正常である。総タウ蛋白は上昇することもある[25]。HVA, 5-HIAA の低下が報告されている[26]。

瀬川病

髄液中のネオプテリン,ビオプテリン,HVA, 5-HIAA の低下を認める。瀬川病は GTPCH 遺伝子(GCH1)変異により GTP シクロヒドラーゼ(GPTCH)の部分欠損によって引き起こされる。GPTCH は GTP からジヒドロビオプテリンにが誘導される経路の律速酵素の1つである。ネオプテリン,ビオプテリン,ドーパミン,5-HTPはその中間代謝産物である。そのため GPTCH 欠損である瀬川病では中間代謝産物であるネオプテリン,ビオプテリン,ドーパミンが低下,ドーパミンの代謝産物である HVA が低下する。5-HTP はセロトニンの前駆物質であり,5-HTP 低下,セロトニン低下に伴い代謝産物である 5-HIAA も低下する。GCH1 欠損症をコントロールと比較した髄液測定の報告を以下に示す[27]。

髄液検査項目		瀬川病(n=13)	control(10y>, n=37)
ネオプテリン (nmol/L)		1.1~6.2	9~20
ビオプテリン (nmol/L)		3.1~7.6	10~34
5-HIAA	(nmol/L)	48~97	105~500
	(ng/mL)	9.0~18.5	20~96
HVA	(nmol/L)	120~239	210~900
	(ng/mL)	23.8~47.3	41.6~178

文献 27 より引用,一部改変。文献では 5-HIAA と HVA は nmol/L で報告されているので ng/mL に変換した値も提示している。

Reference

1) Kanai M, Matsubara E, Isoe K, et al. : Longitudinal study of cerebrospinal fluid levels of tau, A beta1-40, and A beta1-42(43) in Alzheimer's disease : a study in Japan. Ann Neurol 1998 ; 44 : 17-26.
2) Shoji M, Matsubara E, Murakami T, et al. : Cerebrospinal fluid tau in dementia disorders : a large scale multicenter study by a Japanese study group. Neurobiol Aging 2002 ; 23 : 363-70.
3) Hansson O, Zetterberg H, Buchhave P, et al. : Prediction of Alzheimer's disease using the CSF Abeta42/Abeta40 ratio in patients with mild cognitive impairment. Dement Geriatr Cogn Disord 2007 ; 23 : 316-20.
4) Mattsson N, Zetterberg H, Hansson O, et al. : CSF biomarkers and incipient Alzheimer disease in patients with mild cognitive impairment. JAMA 2009 ; 302 : 385-93.
5) Schoonenboom NS, Reesink FE, Verwey NA, et al. : Cerebrospinal fluid markers for differential dementia diagnosis in a large memory clinic cohort. Neurology 2012 ; 78 : 47-54.
6) Nutu M, Zetterberg H, Londos E, et al. : Evaluation of the cerebrospinal fluid amyloid-beta1-42/amyloid-beta1-40 ratio measured by alpha-LISA to distinguish Alzheimer's disease from other dementia disorders. Dement Geriatr Cogn Disord 2013 ; 36 : 99-110.
7) Dumurgier J, Schraen S, Gabelle A, et al. : Cerebrospinal fluid amyloid-beta 42/40 ratio in clinical setting of memory centers : a multicentric study. Alzheimer's Res Ther 2015 ; 7 : 30.
8) Hall S, Ohrfelt A, Constantinescu R, et al. : Accuracy of a panel of 5 cerebrospinal fluid biomarkers in the differential diagnosis of patients with dementia and/or parkinsonian disorders. Arch Neurol 2012 ; 69 : 1445-52.
9) Llorens F, Schmitz M, Ferrer I, et al. : CSF biomarkers in neurodegenerative and vascular dementias. Prog Neurobiol 2016 ; 138-140 : 36-53.
10) Oeckl P, Steinacker P, Feneberg E, et al. : Neurochemical biomarkers in the diagnosis of frontotemporal lobar degeneration : an update. J Neurochem 2016 ; 138 Suppl 1 : 184-92.
11) Schirinzi T, Sancesario GM, Ialongo C, et al. : A clinical and biochemical analysis in the differential diagnosis of idiopathic normal pressure hydrocephalus. Front Neurol 2015 ; 6 : 86.
12) Markianos M, Lafazanos S, Koutsis G, et al. : CSF neurotransmitter metabolites and neuropsychiatric symptomatology in patients with normal pressure hydrocephalus. Clin Neurol Neurosurg 2009 ; 111 : 231-4.
13) Takeuchi J, Shimada H, Ataka S, et al. : Clinical features of Pittsburgh compound-B-negative dementia. Dement Geriatr Cogn Disord 2012 ; 34 : 112-20.
14) Herbert MK, Kuiperij H, Bloem BR, et al. : Levels of HVA, 5-HIAA, and MHPG in the CSF of vascular parkinsonism compared to Parkinson's disease and controls. J Neurol 2013 ; 260 : 3129-33.
15) Ichikawa N : Study on monoamine metabolite contents of cerebrospinal fluid in patients with neurodegenerative diseases. Tohoku J Exp Med 1986 ; 150 : 435-46.

16) Abdo WF, De Jong D, Hendriks JC, et al.: Cerebrospinal fluid analysis differentiates multiple system atrophy from Parkinson's disease. Mov Disord 2004 ; 19 : 571-9.
17) Sako W, Murakami N, Izumi Y, et al.: Reduced alpha-synuclein in cerebrospinal fluid in synucleinopathies : evidence from a meta-analysis. Mov Disord 2014 ; 29 : 1599-605.
18) Aerts MB, Esselink RA, Bloem BR, et al.: Cerebrospinal fluid tau and phosphorylated tau protein are elevated in corticobasal syndrome. Mov Disord 2011 ; 26 : 169-73.
19) Sussmuth SD, Uttner I, Landwehrmeyer B, et al.: Differential pattern of brain-specific CSF proteins tau and amyloid-beta in Parkinsonian syndromes. Mov Disord 2010 ; 25 : 1284-8.
20) Urakami K, Wada K, Arai H, et al.: Diagnostic significance of tau protein in cerebrospinal fluid from patients with corticobasal degeneration or progressive supranuclear palsy. J Neurol Sci 2001 ; 183 : 95-8.
21) Kanemaru K, Mitani K, Yamanouchi H : Cerebrospinal fluid homovanillic acid levels are not reduced in early corticobasal degeneration. Neurosci Lett 1998 ; 245 : 121-2.
22) Noto Y, Shibuya K, Sato Y, et al.: Elevated CSF TDP-43 levels in amyotrophic lateral sclerosis : specificity, sensitivity, and a possible prognostic value. Amyotroph Lateral Scler 2011 ; 12 : 140-3.
23) Abdo WF, van de Warrenburg BP, Kremer HP, et al.: CSF biomarker profiles do not differentiate between the cerebellar and parkinsonian phenotypes of multiple system atrophy. Parkinsonism Relat Disord 2007 ; 13 : 480-2.
24) Abdo WF, van de Warrenburg BP, Munneke M, et al.: CSF analysis differentiates multiple-system atrophy from idiopathic late-onset cerebellar ataxia. Neurology 2006 ; 67 : 474-9.
25) Constantinescu R, Romer M, Zetterberg H, et al.: Increased levels of total tau protein in the cerebrospinal fluid in Huntington's disease. Parkinsonism Relat Disord 2011 ; 17 : 714-5.
26) Caraceni T, Calderini G, Consolazione A, et al.: Biochemical aspects of Huntington's chorea. J Neurol Neurosurg Psychiatry 1977 ; 40 : 581-7.
27) Blau N, Bonafe L, Thony B : Tetrahydrobiopterin deficiencies without hyperphenylalaninemia : diagnosis and genetics of dopa-responsive dystonia and sepiapterin reductase deficiency. Mol Genet Metab 2001 ; 74 : 172-85.

〔太田浄文〕

7. 末梢神経疾患

ニューロパチー全般について

　ニューロパチーのほとんどは遺伝性疾患，代謝性疾患，全身的な免疫反応などの結果として末梢神経が侵されているため髄液所見よりも病歴，血液検査，他臓器合併症，遺伝子検査，病理学的検査などから確定診断をすることになる。ニューロパチーの髄液所見の多くに蛋白細胞解離が認められる。髄液細胞数の上昇を認める場合には脳・脊髄や馬尾に腫瘍があったり炎症を起こしていることが示唆される。ニューロパチーの診療で髄液検査から確定的な情報が得られることはほとんどないが髄液蛋白増加の程度や頻度は疾患によって一定の傾向があり，診断の助けにはなるためやはりニューロパチーの検査として髄液検査は必須である。

ギラン・バレー症候群 (Guillain-Barré syndrome)

　蛋白細胞解離はギラン・バレー症候群で有名な所見であるが，発症後1週間以内には20〜30%が髄液蛋白正常であるため蛋白正常であってもギラン・バレー症候群を否定することはできない。髄液蛋白は2〜4週間で最も高く100 mg/dL以上となり，最大で600 mg/dLになる症例も報告されている[1]。最終的には90%の症例で蛋白増加を示す。蛋白増加と予後の相関はない[2]。髄液細胞数は正常のことが多いが10%程度の症例では軽度の細胞数増多が見られる。細胞数が50/μLを超えることはまれである[2]。HIV感染患者のギラン・バレー症候群は細胞数増多を示すことが多い[3]。IgG-Indexの増加は30%に認められ，IgG-Index増加例は抗ガングリオシド抗体陽性群で多い[4]。髄液中で抗ガングリオシド抗体を測定する意義はない。

　ギラン・バレー症候群の亜型であるフィッシャー症候群では発症1週間以内の髄液蛋白上昇は25%にしか見られないが3週間以内に84%で蛋白上昇を認める[5]。

慢性炎症性脱髄性多発根ニューロパチー（chronic inflammatory demyelinating polyneuropathy：CIDP）

髄液細胞数 10/μL 以下で蛋白増加が診断基準である[6]。86%に髄液蛋白増加し（mean 127 mg/dL, 26〜515 mg/dL），細胞数上昇は 8%（7〜42/μL）に認められる[7]。髄液細胞増多を認める場合にはリンパ腫, HIV, ライム病, 癌性髄膜炎などを鑑別する必要がある。

抗 MAG 抗体関連ニューロパチー

細胞数は正常，髄液蛋白は増加し 100 mg/dL を超えることも多く，300 mg/dL 以上に著増することもある[8,9]。髄液中 M 蛋白の有無についてはデータがない。血中抗 MAG 抗体はコスミックコーポレーション，SRL で外注可能である。

多巣性運動性ニューロパチー（multifocal motor neuropathy：MMN）

髄液蛋白は正常のことが多いが 30%程度で上昇し，髄液蛋白が上昇しても軽度に留まり 100 mg/dL を超えない[10]。髄液蛋白が 100 mg/dL を超える場合にはMMN以外の診断を考える必要がある。髄液細胞に関して十分な情報はないが報告されている症例では正常であり[11]，増加しても軽度に留まると思われる。

非全身性血管炎性ニューロパチー（nonsystemic vasculitic neuropathy）

細胞数は正常のことがほとんどであるが軽度上昇が見られることがある。蛋白は中央値で 50 mg/dL 程度の上昇に留まる。OCB が陽性となることもある[12-14]。

神経痛性筋萎縮症（neuralgic amyotrophy）

13 例の neuralgic amyotrophy で髄液検査を施行した結果では，2 例に蛋白上昇，1 例に軽度の細胞数上昇を認めている[15]。31 例に髄液検査を施行した研究では，4 例にわずかな細胞数増多（5〜6/μL）を認め，髄液蛋白の中央値は 48.7 mg/dL であった[16]。

好酸球性多発血管炎性肉芽腫症（eosinophilic granulomatosis with polyangitis：EGPA, churg-strauss syndrome)

細胞数，蛋白ともに正常のことが多いが軽度の細胞数，蛋白増加をきたすこともある。髄液中の好酸球増多は見られない[17,18]。

クロウ・深瀬症候群（POEMS症候群）

髄液細胞数は正常で蛋白は増加する。POEMS症候群77例の髄液検査では100％に髄液蛋白増加が認められた[19]。髄液蛋白は100 mg/dL を超えることも多い[20]。髄液中VEGFやM蛋白については報告がない。

家族性アミロイド多発ニューロパチー(familial amyloid polyneuropathy：FAP)

FAP患者11例の髄液検査のうち5例で髄液蛋白増加（65～154 mg/dL）が認められている[21]。蛋白細胞解離を伴うためにCIDPとの鑑別が問題となる症例もある[22]。

シャルコー・マリー・トゥース病（Charcot-Marie-Tooth disease：CMT)

髄液細胞数は正常，蛋白は上昇することが多い。髄液蛋白は100 mg/dLを超えることもあるが200 mg/dLは超えない[23]。

糖尿病性ニューロパチー

亜急性糖尿病性ニューロパチー26例の検討では髄液蛋白は92.5±29.7 mg/dLと上昇し，26例中10例（38％）は100 mg/dL以上であった。OCBは4例で陽性，IgG-Indexの上昇はなかった[24]。他の研究ではニューロパチーを合併する糖尿病ではニューロパチー非合併例よりも髄液蛋白は高く，ニューロパチーのない糖尿病患者で髄液蛋白50 mg/dL以上となるのは25％以下でニューロパチーを合併すると80％以上で50 mg/dLを超える[25,26]。糖尿病罹患歴が長いほど髄液蛋白の上昇が見られる[27]。

薬剤性ニューロパチー

細胞数は正常，蛋白は正常から軽度増加する。

Reference

1) Winer JB, Hughes RA, Osmond C : A prospective study of acute idiopathic neuropathy. I. Clinical features and their prognostic value. J Neurol Neurosurg Psychiatry 1988 ; 51 : 605-12.
2) Ropper AH : The Guillain-Barré syndrome. N Engl J Med 1992 ; 326 : 1130-6.
3) Thornton CA, Latif AS, Emmanuel JC : Guillain-Barré syndrome associated with human immunodeficiency virus infection in Zimbabwe. Neurology 1991 ; 41 : 812-5.
4) Mata S, Galli E, Amantini A, et al. : Anti-ganglioside antibodies and elevated CSF IgG levels in Guillain-Barré syndrome. Eur J Neurol 2006 ; 13 : 153-60.
5) Nishimoto Y, Odaka M, Hirata K, et al. : Usefulness of anti-GQ1b IgG antibody testing in Fisher syndrome compared with cerebrospinal fluid examination. J Neuroimmunol 2004 ; 148 : 200-5.
6) Van den Bergh PY, Hadden RD, Bouche P, et al. : European Federation of Neurological Societies/Peripheral Nerve Society guideline on management of chronic inflammatory demyelinating polyradiculoneuropathy : report of a joint task force of the European Federation of Neurological Societies and the Peripheral Nerve Society-first revision. Eur J Neurol 2010 ; 17 : 356-63.
7) Rotta FT, Sussman AT, Bradley WG, et al. : The spectrum of chronic inflammatory demyelinating polyneuropathy. J Neurol Sci 2000 ; 173 : 129-39.
8) Kawagashira Y, Koike H, Tomita M, et al. : Morphological progression of myelin abnormalities in IgM-monoclonal gammopathy of undetermined significance anti-myelin-associated glycoprotein neuropathy. J Neuropathol Exp Neurol 2010 ; 69 : 1143-57.
9) Hamada Y, Hirano M, Kuwahara M, et al. : Binding specificity of anti-HNK-1 IgM M-protein in anti-MAG neuropathy : possible clinical relevance. Neurosci Res 2015 ; 91 : 63-8.
10) Nobile-Orazio E : Multifocal motor neuropathy. J Neuroimmunol 2001 ; 115 : 4-18.
11) Furukawa T, Matsui N, Fujita K, et al. : CSF cytokine profile distinguishes multifocal motor neuropathy from progressive muscular atrophy. Neurol Neuroimmunol Neuroinflamm 2015 ; 2 : e138.
12) Sugiura M, Koike H, Iijima M, et al. : Clinicopathologic features of nonsystemic vasculitic neuropathy and microscopic polyangiitis-associated neuropathy : a comparative study. J Neurol Sci 2006 ; 241 : 31-7.
13) Bennett DL, Groves M, Blake J, et al. : The use of nerve and muscle biopsy in the diagnosis of vasculitis : a 5 year retrospective study. J Neurol Neurosurg Psychiatry 2008 ; 79 : 1376-81.
14) Collins MP, Mendell JR, Periquet MI, et al. : Superficial peroneal nerve/peroneus brevis muscle biopsy in vasculitic neuropathy. Neurology 2000 ; 55 : 636-43.
15) van Alfen N, van Engelen BG : The clinical spectrum of neuralgic amyotrophy in 246 cases. Brain 2006 ; 129 : 438-50.
16) Stich O, Glos D, Brendle M, et al. : Cerebrospinal fluid profile and seropreva-

lence of antiganglioside reactivity in patients with neuralgic amyotrophy. J Peripher Nerv Syst 2016 ; 21 : 27-32.
17) Hattori N, Ichimura M, Nagamatsu M, et al. : Clinicopathological features of Churg-Strauss syndrome-associated neuropathy. Brain 1999 ; 122 (Pt 3) : 427-39.
18) Koike H, Sobue G : Clinicopathological features of neuropathy in anti-neutrophil cytoplasmic antibody-associated vasculitis. Clin Exp Nephrol 2013 ; 17 : 683-5.
19) Mauermann ML, Sorenson EJ, Dispenzieri A, et al. : Uniform demyelination and more severe axonal loss distinguish POEMS syndrome from CIDP. J Neurol Neurosurg Psychiatry 2012 ; 83 : 480-6.
20) Vital C, Vital A, Ferrer X, et al. : Crow-Fukase (POEMS) syndrome : a study of peripheral nerve biopsy in five new cases. J Peripher Nerv Syst 2003 ; 8 : 136-44.
21) Cappellari M, Cavallaro T, Ferrarini M, et al. : Variable presentations of TTR-related familial amyloid polyneuropathy in seventeen patients. J Peripher Nerv Syst 2011 ; 16 : 119-29.
22) Mathis S, Magy L, Diallo L, et al. : Amyloid neuropathy mimicking chronic inflammatory demyelinating polyneuropathy. Muscle Nerve 2012 ; 45 : 26-31.
23) Rossor AM, Evans MR, Reilly MM : A practical approach to the genetic neuropathies. Pract Neurol 2015 ; 15 : 187-98.
24) Pascoe MK, Low PA, Windebank AJ, et al. : Subacute diabetic proximal neuropathy. Mayo Clin Proc 1997 ; 72 : 1123-32.
25) Kutt H, Hurwitz LJ, Ginsburg SM, et al. : Cerebrospinal fluid protein in patients with diabetes mellitus. Trans Am Neurol Assoc 1960 ; 85 : 217-8.
26) Kutt H, Hurwitz LJ, Ginsburg SM, et al. : Cerebrospinal fluid protein in diabetes mellitus. Arch Neurol 1961 ; 4 : 31-6.
27) Kobessho H, Oishi K, Hamaguchi H, et al. : Elevation of cerebrospinal fluid protein in patients with diabetes mellitus is associated with duration of diabetes. Eur Neurol 2008 ; 60 : 132-6.

〈太田浄文〉

8. 脳腫瘍

脳腫瘍診断一般について

　脳腫瘍の確定診断の基本は脳生検である。しかし脳生検は侵襲度が高いためにまずは髄液細胞診を行うことが多いが陽性率は低く，少なくとも3回は試みる必要がある。細胞診が陽性になるには十分な髄液量が必要で多いほど陽性率も上がるため可能なら1回につき10 mL程度が望ましい[1]。髄液細胞診は腫瘍が進展し，くも膜下腔に達していたり脳室に浸潤して髄腔内に漏れ出ていないと陽性にはならない。髄液細胞診が陽性であっても腫瘍細胞の免疫染色や遺伝子検査などには腰椎穿刺では十分な腫瘍細胞が得られないことが多く細胞診に引き続き脳生検が行われることが望ましい。つまり脳腫瘍に対しての髄液検査は脳生検を行うに足る証拠集めの意味合いが強い。すでに肺癌などの脳転移しやすい悪性腫瘍が判明している場合に造影MRIで典型的な画像所見を示せば転移性脳腫瘍の診断には十分で脳生検や髄液検査は不要である。腫瘍性病変では一般的に髄液蛋白上昇は高頻度に認められ，髄液細胞数は腫瘍の場所により正常から高度増加まで種々である。他には脳腫瘍全般で髄液中CK，β2MG, LDHなどの上昇を認める[1,2]。本稿では以下に臨床で問題になることの多い脳腫瘍にしぼって髄液検査所見を解説する。

神経膠腫 (glioma)

　髄液圧は70%で上昇，蛋白上昇は45〜100 mg/dLが37%，100 mg/dL以上が29%，細胞数は40%で上昇，髄液糖は5〜10%で低下と報告されている[3]。髄液細胞を免疫染色すると腫瘍細胞はGFAP陽性となる。CK, LDH, VEGFなども増加するが非特異的変化である。髄液VEGFはgliomaの中でも悪性度が高くなるとより増加する傾向にある[4,5]。

悪性リンパ腫

　67%で蛋白上昇，54%で細胞数増多，10%に髄液糖低下を認める[3]。β2MG, sIL-2R, IL-10が他の脳腫瘍と比較して上昇しやすく

鑑別に役立つ。悪性リンパ腫と他の脳腫瘍とを比較した報告では IL-10 のカットオフ値を 9.5 pg/mL とすると感度 71％，特異度 100％，β2MG のカットオフ値を 2,056 μg/L とすると感度 90.3％，特異度 88％，sIL-2R のカットオフ値を 77 U/mL とすると感度 56.7％，特異度 81％であった[6]。IL-10 高値（28 pg/mL 以上）では予後不良である[6]。HIV 感染患者に限ると髄液中の EB ウイルス PCR とタリウムシンチ（Thallium-201 SPECT）の組み合わせが診断に有用で髄液 EB ウイルス PCR 陽性かつタリウムシンチ陽性の場合には感度 70％以上，特異度は 100％である[7,8]。フローサイトメトリーも診断に有用で総リンパ球の 0.2％レベルの異常な B 細胞を検出可能である[9]。中枢神経悪性リンパ腫であればほとんどが B 細胞性であるため細胞全体が CD19，CD20 に偏っていたり，あるいは CD19 や CD20 でゲーティングした細胞の κ/λ 比に偏りがあればモノクローナルな増殖を示す形質細胞の存在を示唆する。

白血病

白血病の中枢浸潤は血行性にくも膜の静脈に浸潤して徐々に脳表面から浸潤し髄膜を侵すために蛋白上昇，細胞数増多をきたす。髄液糖が軽度低下することも多い。β2MG や sIL-2R の上昇を認める。確定診断には髄液細胞診での白血病細胞の確認が必要である。白血病の中枢浸潤ではすでに全身的な白血病の診断がついていることがほとんどのため遺伝子異常（多くが転座）が判明している場合には髄液検体（髄液細胞）の遺伝子検査を行いキメラ遺伝子が検出されれば中枢浸潤の診断がより確実となる。

癌性髄膜炎（髄膜癌腫症）

肺癌，胃癌などの固形癌の脳転移では造影 MRI で典型的な造影効果を伴う多発性病変が見られた場合には生検や髄液検査などは行わずに画像診断のみで診断には十分であるが腫瘍が髄膜に浸潤し腫瘤形成しないタイプの転移である癌性髄膜炎をきたした場合には髄液検査を行う必要がある。癌性髄膜炎は脳底部や馬尾に起きやすい[10,11]。髄液検査では圧上昇（>15 cmH$_2$O）は 42〜72％，細胞数増多は 56〜69％，蛋白上昇は 72〜83％，髄液糖低下は 29〜74％に認

められ，腫瘍からの出血によりキサントクロミーとなることもある[3]。細胞診以外には髄液中の腫瘍マーカーが有用で腺癌ではCEAの上昇を認める。CEA以外の腫瘍マーカーでも乳癌でのCA19-9，CA125，前立腺癌のPSAなどが髄液中に増加することが知られているが基準値はない[12,13]。ただし髄液中の蛋白濃度は血中の1/300〜1/200であることを考慮すると，髄液中の値が血液中の基準値を超えるようなら確実な増加と判断できるし，あるいは腫瘍マーカーが髄液中で検出されること自体が異常であることもあり個々の症例によって判断せざるを得ない。

Reference

1) Gomes HR : Cerebrospinal fluid approach on neuro-oncology. Arq Neuropsiquiatr 2013 ; 71 : 677-80.
2) van Zanten AP, Twijnstra A, Ongerboer de Visser BW, et al. : Cerebrospinal fluid tumour markers in patients treated for meningeal malignancy. J Neurol Neurosurg Psychiatry 1991 ; 54 : 119-23.
3) Blakeley J, Lterra JJ : Neoplastic and Paraneoplastic Disorders. In : Irani DN, ed. Cerebrospinal Fluid in Clinical Practice. Philadelphia : SAUNDERS ELSEVIER ; 2007 : 233-47.
4) Peles E, Lidar Z, Simon AJ, et al. : Angiogenic factors in the cerebrospinal fluid of patients with astrocytic brain tumors. Neurosurgery 2004 ; 55 : 562-8.
5) Sampath P, Weaver CE, Sungarian A, et al. : Cerebrospinal fluid (vascular endothelial growth factor) and serologic (recoverin) tumor markers for malignant glioma. Cancer Control 2004 ; 11 : 174-80.
6) Sasayama T, Nakamizo S, Nishihara M, et al. : Cerebrospinal fluid interleukin-10 is a potentially useful biomarker in immunocompetent primary central nervous system lymphoma (PCNSL). Neuro Oncol 2012 ; 14 : 368-80.
7) Hussain FS, Hussain NS : Clinical Utility of Thallium-201 Single Photon Emission Computed Tomography and Cerebrospinal Fluid Epstein-Barr Virus Detection Using Polymerase Chain Reaction in the Diagnosis of AIDS-Related Primary Central Nervous System Lymphoma. Cureus 2016 ; 8 : e606.
8) Antinori A, De Rossi G, Ammassari A, et al. : Value of combined approach with thallium-201 single-photon emission computed tomography and Epstein-Barr virus DNA polymerase chain reaction in CSF for the diagnosis of AIDS-related primary CNS lymphoma. J Clin Oncol 1999 ; 17 : 554-60.
9) French CA, Dorfman DM, Shaheen G, et al. : Diagnosing lymphoproliferative disorders involving the cerebrospinal fluid : increased sensitivity using flow cytometric analysis. Diagn Cytopathol 2000 ; 23 : 369-74.
10) Chamberlain MC : Carcinomatous meningitis. Arch Neurol 1997 ; 54 : 16-7.
11) Boyle R, Thomas M, Adams JH : Diffuse involvement of the leptomeninges by tumour-a clinical and pathological study of 63 cases. Postgrad Med J 1980 ; 56 : 149-58.
12) Kosmas C, Tsavaris NB, Soukouli G, et al. : Changes of cerebrospinal fluid tumor marker levels may predict response to treatment and survival of carcinomatous meningitis in patients with advanced breast cancer. Med Oncol 2005 ; 22 : 123-8.
13) Schaller B, Merlo A, Kirsch E, et al. : Prostate-specific antigen in the cerebrospinal fluid leads to diagnosis of solitary cauda equina metastasis : a unique case report and review of the literature. Br J Cancer 1998 ; 77 : 2386-9.

〔太田浄文〕

9. 内科疾患, 代謝性疾患

肝性脳症

髄液細胞数, 蛋白など一般項目は正常。肝不全患者では血液中の NH_3 が上昇し, そのほとんどがイオン化を受け 10% が非イオン化 NH_3 で BBB を通過可能であるが, 微量なため髄液で測定されることはあまりない。BBB を通過した NH_3 は α ケトグルタル酸と結合しグルタミンが合成される。グルタミンは安定しており髄液で測定可能である。健常コントロールの髄液グルタミンは 10.4 ± 4.0 mg/dL であるのに対して肝性脳症のない肝不全患者では 18.0 ± 8.8 mg/dL に上昇し, 肝性脳症を発症すると 46.4 ± 18.5 mg/dL に上昇する[1,2]。

尿毒症性脳症

髄液細胞数, 蛋白などの一般項目は正常なことが多いが, 蛋白増加が見られることもある[3]。疾患特異的な髄液検査項目はない。

ビタミン B_1 欠乏症

一般髄液所見は正常または軽度の蛋白上昇を認める[4]。ウェルニッケ脳症では総タウ蛋白が高度増加した症例も報告されている[5]。

ビタミン B_{12} 欠乏症

ビタミン B_{12} そのものは髄液中への移行が微量であるためビタミン B_{12} 欠乏により増加する総ホモシステインで評価する。亜急性連合脊髄変性症患者では髄液中総ホモシステインの増加が認められ, 他には TNFα の上昇が報告されている[6]。亜急性連合性脊髄変性症では 20% 程度に軽度の蛋白増加, 5% 程度に軽度の細胞数増多が見られる。OCB は陰性, IgG-Index は正常である[4]。

低酸素脳症

低酸素脳症での髄液検査はこれまで報告のほとんどが新生児期のものであり成人のデータはほとんどないが, 小児の報告によれば低

酸素による脳細胞の広範な障害により髄液蛋白，乳酸，総タウ蛋白，NSE，IL-6，IL-8，TNFαの上昇を認める[7,8]。基底核の障害が強い場合にはHVA，5-HIAAなども低下する。IL-6が2,708 pg/mL以上，IL-8が1,423 pg/mL以上で予後不良の指標となる[9]。

低血糖脳症

低血糖脳症の髄液所見の報告はほとんどないが，経験的には重症度に応じて細胞数上昇，蛋白上昇，乳酸上昇などが認められる。

一酸化炭素中毒

細胞数，蛋白，IgG-Indexは正常，OCBは陰性[10]。IL-6は最終CO暴露から24時間以内に測定すると上昇を認め，数日で正常化する。IL-6が100 pg/mL以上の高値な場合は遅発性白質脳症を起こしやすく予後不良である[11]。MBPは1週間以内に上昇する。MBPが上昇（>100 pg/mL）している場合にも予後不良である[10,12]。

ウィルソン病（Wilson's disease）

神経型ウィルソン病では髄液中銅は脳内銅蓄積状態を反映して増加する。髄液中セルロプラスミンは低下する。髄液銅は血中銅値とは相関しない。治療により髄液中銅は低下する[13]。

副腎白質ジストロフィー

細胞数は正常でOCBは陰性だが蛋白は上昇し100 mg/dL以上になることも多く，髄液総蛋白値は疾患の重症度と相関する[14,15]。

reversible posterior leukoencephalopathy syndrome (RPLS)

細胞数増多はまれで，増多しても軽度である。蛋白上昇は画像上の浮腫に相関して上昇し浮腫が高度な例では100 mg/dL以上となる。細胞数，蛋白ともにMRIでのADC値との相関はない。OCBは陰性である[16]。

ファブリー病（Fabry disease）

中枢神経病変は脳梗塞であるため髄液検査は一般的に行われない

が，急性および慢性に経過する無菌性髄膜炎を起こし，細胞数，蛋白増加を起こしうることが報告されている[17,18]。

ミトコンドリア病（CPEO, MELAS, MERRF, Leigh 脳症, LHON）

ミトコンドリア病は，chronic progressive external opthalmoplegia（CPEO），mitochondrial myopathy, encephalopathy, lactic acidosis and stroke like episodes（MELAS），myoclonus epilepsy associated with ragged-red fibers（MERRF），Leigh 脳症，Leber's hereditary optic neuropathy（LHON）などがある。

いずれの病型も電子伝達系異常を反映して髄液中の乳酸，ピルビン酸が上昇する。CPEO の髄液所見は研究が多く，報告では蛋白上昇が顕著で100 mg/dL 以上になることが多い。小児のミトコンドリア病の髄液 L/P 比を検討するとミトコンドリア病では 20.7±6.6，コントロールでは 15.4±2.8 であった[19]。また CPEO では髄液中 HVA がほぼ全例で高値となり，5-HIAA，MHPG は半数程度で高値となる。髄液ネオプテリンの上昇，髄液葉酸低下を認める[20,21]。CPEO 以外のミトコンドリア病では蛋白上昇はあっても 100 mg/dL を超えることはまれである。

Reference

1) Hourani BT, Hamlin EM, Reynolds TB：Cerebrospinal fluid glutamine as a measure of hepatic encephalopathy. Arch Intern Med 1971；127：1033-6.
2) Plum F：The CSF in hepatic encephalopathy. Exp Biol Med 1971；4：34-41.
3) Raskin NH, Fishman RA：Neurologic disorders in renal failure (first of two parts). N Engl J Med 1976；294：143-8.
4) Turtzo LC, Irani DN：Nutritional and Metabolic Disorders. In：Irani DN, ed. Cerebrospinal Fluid in Clinical Practice. Philadelphia：SAUNDERS ELSEVIER；2009：145-55.
5) Frijlink DW, Tilanus JJ, Roks G：Elevated cerebrospinal fluid tau in Wernicke encephalopathy. BMJ Case Rep 2012；2012.
6) Scalabrino G, Carpo M, Bamonti F, et al.：High tumor necrosis factor-alpha [corrected] levels in cerebrospinal fluid of cobalamin-deficient patients. Ann Neurol 2004；56：886-90.
7) Ramaswamy V, Horton J, Vandermeer B, et al.：Systematic review of biomarkers of brain injury in term neonatal encephalopathy. Pediatr Neurol 2009；40：215-26.
8) Lv H, Wang Q, Wu S, et al.：Neonatal hypoxic ischemic encephalopathy-

related biomarkers in serum and cerebrospinal fluid. Clin Chim Acta 2015 ; 450 : 282-97.
9) Oda Y, Tsuruta R, Kasaoka S, et al. : The cutoff values of intrathecal interleukin 8 and 6 for predicting the neurological outcome in cardiac arrest victims. Resuscitation 2009 ; 80 : 189-93.
10) Kuroda H, Fujihara K, Kushimoto S, et al. : Novel clinical grading of delayed neurologic sequelae after carbon monoxide poisoning and factors associated with outcome. Neurotoxicology 2015 ; 48 : 35-43.
11) Ide T, Kamijo Y : The early elevation of interleukin 6 concentration in cerebrospinal fluid and delayed encephalopathy of carbon monoxide poisoning. Am J Emerg Med 2009 ; 27 : 992-6.
12) Beppu T, Fujiwara S, Nishimoto H, et al. : Fractional anisotropy in the centrum semiovale as a quantitative indicator of cerebral white matter damage in the subacute phase in patients with carbon monoxide poisoning : correlation with the concentration of myelin basic protein in cerebrospinal fluid. J Neurol 2012 ; 259 : 1698-705.
13) Stuerenburg HJ : CSF copper concentrations, blood-brain barrier function, and coeruloplasmin synthesis during the treatment of Wilson's disease. J Neural Transm (Vienna) 2000 ; 107 : 321-9.
14) Lund TC, Stadem PS, Panoskaltsis-Mortari A, et al. : Elevated cerebral spinal fluid cytokine levels in boys with cerebral adrenoleukodystrophy correlates with MRI severity. PLoS One 2012 ; 7 : e32218.
15) Thibert KA, Raymond GV, Nascene DR, et al. : Cerebrospinal fluid matrix metalloproteinases are elevated in cerebral adrenoleukodystrophy and correlate with MRI severity and neurologic dysfunction. PLoS One 2012 ; 7 : e50430.
16) Neeb L, Hoekstra J, Endres M, et al. : Spectrum of cerebral spinal fluid findings in patients with posterior reversible encephalopathy syndrome. J Neurol 2016 ; 263 : 30-4.
17) Lidove O, Chauveheid MP, Caillaud C, et al. : Aseptic meningitis and ischaemic stroke in Fabry disease. Int J Clin Pract 2009 ; 63 : 1663-7.
18) Schreiber W, Udvardi A, Kristoferitsch W : Chronic meningitis and lacunar stroke in Fabry disease. J Neurol 2007 ; 254 : 1447-9.
19) Yamada K, Toribe Y, Yanagihara K, et al. : Diagnostic accuracy of blood and CSF lactate in identifying children with mitochondrial diseases affecting the central nervous system. Brain Dev 2012 ; 34 : 92-7.
20) Tondo M, Malaga I, O'Callaghan M, et al. : Biochemical parameters to assess choroid plexus dysfunction in Kearns-Sayre syndrome patients. Mitochondrion 2011 ; 11 : 867-70.
21) Serrano M, Garcia-Silva MT, Martin-Hernandez E, et al. : Kearns-Sayre syndrome : cerebral folate deficiency, MRI findings and new cerebrospinal fluid biochemical features. Mitochondrion 2010 ; 10 : 429-32.

(太田浄文)

10. 脳血管障害

脳梗塞

梗塞サイズによって髄液検査値は変動する。ラクナ梗塞などの皮質に接していない小さな梗塞では細胞数,蛋白は正常である。大きな梗塞や皮質に及ぶ梗塞になると細胞数,蛋白の上昇が見られる[1]。梗塞による細胞死に伴い MBP や総タウ蛋白の上昇も認める。リン酸化タウ蛋白は正常である[2]。MBP やタウ蛋白は発症直後より増加し,1 週間程度で最大となり徐々に減少する。IL-6 も上昇し 6.3 pg/mL 以上で悪化が予測される。脳梗塞の症状が悪化する症例の IL-6 中央値は 35 pg/mL である[3]。

脳出血

約 4 割で髄液圧 300 mmH$_2$O 以上の圧上昇を認める。出血がくも膜下腔や脳室へ漏出するとくも膜下出血と同様にキサントクロミーを呈する。細胞数,蛋白上昇はキサントクロミーでなければ軽度である[4]。蛋白上昇は 7 割以上に認める。髄液糖が減少することもある。

くも膜下出血

くも膜下腔への血液漏出により色調は血性やキサントクロミーを呈する。細胞数増多,蛋白増多,鉄,フェリチン増加を示す。IL-6 や TNFα などの炎症性サイトカインも増加し IL-6 は 300 pg/mL 程度,TNFα は 40〜50 pg/mL 程度である[5]。髄液糖が低下する場合もある。キサントクロミーは 2 週間程度持続するが髄液中赤血球は 5〜7 日で消失する。

脳静脈血栓症

ほぼ全例で髄液圧上昇を認め,約半数で細胞数,蛋白が上昇する[6]。細菌感染による静脈血栓症の場合には細菌性髄膜炎と同様の所見を呈する。

アミロイドアンギオパチー

アミロイドアンギオパチーは脳出血,脳梗塞をきたし,まれに脳炎も発症する。脳出血,脳梗塞,脳炎を起こした場合にはそれぞれの病型と同様の一般髄液検査所見をとる。病理学的にはアルツハイマー病と異なり沈着する蛋白は Aβ40 である。髄液 Aβ,総タウ蛋白,リン酸化タウ蛋白をコントロール,アミロイドアンギオパチー,アルツハイマー病と比較した研究では Aβ40 はアミロイドアンギオパチー患者で低下を認めず,Aβ42 はアミロイドアンギオパチーとアルツハイマー病では同程度に低下,総タウ蛋白はアミロイドアンギオパチーでも上昇していたがアルツハイマー病の方が有意に高値,リン酸化タウ蛋白はアミロイドアンギオパチーでは上昇なくアルツハイマー病のみで増加していた[7]。

脳動静脈奇形

出血を起こさない限りは細胞数や蛋白などの一般髄液検査に異常はない。

Reference

1) De Reuck J, De Coster W, Vander Eecken H: Cerebrospinal fluid cytology in acute ischaemic stroke. Acta Neurol Belg 1985;85:133-6.
2) Hjalmarsson C, Bjerke M, Andersson B, et al.: Neuronal and glia-related biomarkers in cerebrospinal fluid of patients with acute ischemic stroke. J Cent Nerv Syst Dis 2014;6:51-8.
3) Vila N, Castillo J, Dávalos A, et al.: Proinflammatory cytokines and early neurological worsening in ischemic stroke. Stroke 2000;31:2325-9.
4) Norrving B, Olsson JE: The diagnostic value of spectrophotometric analysis of the cerebrospinal fluid in cerebral hematomas. J Neurol Sci 1979;44:105-14.
5) Wu W, Guan Y, Zhao G, et al.: Elevated IL-6 and TNF-α Levels in Cerebrospinal Fluid of Subarachnoid Hemorrhage Patients. Mol Neurobiol 2016;53:3277-85.
6) Ferro JM, Canhão P, Stam J, et al.: Prognosis of cerebral vein and dural sinus thrombosis: results of the International Study on Cerebral Vein and Dural Sinus Thrombosis (ISCVT). Stroke 2004;35:664-70.
7) Renard D, Castelnovo G, Wacongne A, et al.: Interest of CSF biomarker analysis in possible cerebral amyloid angiopathy cases defined by the modified Boston criteria. J Neurol 2012;259:2429-33.

(太田浄文)

11. 脊髄，脊椎疾患

脊柱管狭窄症

髄液蛋白の増加が認められるが 100 mg/dL を超えることはまれである。髄液細胞数は正常である。IgG-Index は正常で OCB も陰性である[1]。

脊髄空洞症

髄液細胞数は正常で蛋白は軽度増加することもある[1]。

脊椎硬膜外膿瘍

脊椎硬膜外膿瘍は頸椎，腰椎が好発部位で硬膜外腔は脊髄くも膜下腔を囲むように存在しており腰椎穿刺施行すると膿瘍を押し込んで硬膜外膿瘍をくも膜下腔へ拡大させる危険性があるので禁忌となっている。しかし臨床場面では硬膜外膿瘍は髄膜炎と類似した症状（発熱，頭痛，項部硬直）を呈するために髄液検査が施行されることが多い。腰椎穿刺時に膿瘍が引けてきた場合には髄液ではなく髄腔に達する前に存在する膿瘍を穿刺したと考えるべきで，それ以上深い穿刺は控えたほうがよい。硬膜外腔を針が通過して髄液が採取された場合にもしばしば炎症が波及しており軽症の細菌性髄膜炎と同様の所見を呈する[2,3]。

脊髄梗塞

髄液細胞数は正常であるが蛋白増多を示す。IgG-Index 正常，OCB 陰性である[4]。

放射性脊髄症

多数例のデータはないが細胞数は正常で蛋白は上昇する[5,6]。

Reference

1) Thomas KP, Kerr DA：Disease of the Spine and Spinal Cord. In：Irani DN, ed. Cerebrospinal Fluid in Clinical Practice. Philadelphia：SAUNDERS ELSEVIER；2009：107-19.
2) Sendi P, Bregenzer T, Zimmerli W：Spinal epidural abscess in clinical practice. QJM：monthly journal of the Association of Physicians 2008；101：1-12.
3) Darouiche RO：Spinal epidural abscess. N Engl J Med 2006；355：2012-20.
4) Novy J, Carruzzo A, Maeder P, et al.：Spinal cord ischemia：clinical and imaging patterns, pathogenesis, and outcomes in 27 patients. Arch Neurol 2006；63：1113-20.
5) Reagan TJ, Thomas JE, Colby MY Jr.：Chronic progressive radiation myelopathy. Its clinical aspects and differential diagnosis. JAMA 1968；203：106-10.
6) Komachi H, Tsuchiya K, Ikeda M, et al.：Radiation myelopathy：a clinicopathological study with special reference to correlation between MRI findings and neuropathology. J Neurol Sci 1995；132：228-32.

（太田浄文）

12. その他の疾患

脳表ヘモジデリン沈着症

髄腔内への血液漏出が持続的に起きているため髄液外観は血性やキサントクロミーを呈する。髄液中に血液が混入しているため赤血球を伴う細胞数上昇，蛋白上昇，鉄，フェリチンの上昇を認める。キサントクロミーや血性でなくても鉄，フェリチンの測定により微量の出血を検出可能である。すでに止血されている場合や出血の間欠期にはこれらの所見が見られないこともある[1,2]。

筋炎，重症筋無力症，筋ジストロフィー

筋炎（多発筋炎，皮膚筋炎，封入体筋炎），重症筋無力症，筋ジストロフィーではいずれも髄液検査項目に異常を示さない。筋強直性ジストロフィーでは脳病変も起こすため蛋白増加を認める。

ナルコレプシー

脱力発作のある典型的なナルコレプシーでは髄液オレキシン（ヒポクレチン1）が110 pg/mL以下と正常の3分の1程度に低下する[3]。情動脱力発作を伴わないタイプでは例外的にオレキシン値が正常のこともある。NMOや脳腫瘍で視床下部が障害される症候性ナルコレプシーでも髄液中オレキシンは低下する[4]。オレキシン値が低下している典型例だけでなくオレキシン値が低下しないまれなナルコレプシーでも髄液中のヒスタミンが低下しており，健常コントロールおよび睡眠時無呼吸症の過眠症患者ではヒスタミンは低下していなかったとの報告があり，中枢性過眠症において髄液ヒスタミン値は有用なマーカーとなる可能性がある[5,6]。

日本人のナルコレプシー患者は血液検査でHLA DQB1*0602陽性率が90％以上（一般人口の陽性率は12〜38％）で診断の補助となる。

てんかん

てんかんそのものでは通常は細胞数，蛋白の上昇は起きないが重

積状態になり脳細胞死が起きたり,低酸素脳症を起こした場合には軽度の細胞数上昇や蛋白上昇が起きうる。ただし細胞数上昇や蛋白上昇が認められた場合には脳炎,髄膜炎,急性期脳血管障害などが原因でけいれんを起こしている可能性を考慮すべきである[7]。

うつ病

一般髄液所見は正常である。うつ病のセロトニン仮説からは髄液5-HIAAの低下が予測されたが,実際にはうつ病患者の髄液5-HIAAはコントロールと比較して差がない[8]。ただし髄液5-HIAA,HVA低値の患者では自殺が多い傾向にあると報告されている[9]。

統合失調症

一般髄液所見は正常である。統合失調症の初発を疑った患者で髄液細胞数増多や蛋白増加がある場合にはNMDA受容体脳炎やヘルペス脳炎などの疾患の鑑別が必要になる。疾患特異的な髄液マーカーは今のところ見つかっていない[10]。

脳脊髄液減少症

髄液圧は低下していることが多いが正常圧のこともあり髄液圧が正常であっても脳脊髄液減少症は否定できない[11]。半数以上で細胞数,蛋白上昇を認め,キサントクロミーや赤血球を認めることもある[12]。

片頭痛,筋緊張性頭痛,群発頭痛

3つの代表的な頭痛は鑑別に多くの髄液バイオマーカーの探索がなされているがいずれも臨床応用されるに至っていない。前兆を伴う片頭痛では髄液総ホモシステインの上昇が報告されている[13]。一般髄液検査項目は3つの頭痛はどれも正常である。

むずむず脚症候群

むずむず脚症候群は脳で鉄欠乏とドパミン調整の異常が病態と考えられている。髄液中の鉄,フェリチン,トランスフェリンをむずむず脚症候群とむずむず脚を伴わない不眠症で比べた研究では鉄,

フェリチン，トランスフェリンはそれぞれ鉄 1.50±0.71 vs 3.00±2.01（μg/dL），フェリチン 4.06±0.20 vs 6.68±0.93（ng/mL），トランスフェリン 2.18±0.7 vs 1.60±0.39（mg/dL）であり鉄，フェリチンは低下しトランスフェリンが増加する鉄欠乏パターンであり，しかもこれらの値は血液中では差が出ずに髄液中のみ有意差を認めた[14]。ドパミン系の評価目的に HVA，5-HIAA をコントロールと比較しても低下は示されなかった[15,16]。

Reference

1) Kumar N, Cohen-Gadol AA, Wright RA, et al.：Superficial siderosis. Neurology 2006；66：1144-52.
2) McCarron MO, Flynn PA, Owens C, et al.：Superficial siderosis of the central nervous system many years after neurosurgical procedures. J Neurol Neurosurg Psychiatry 2003；74：1326-8.
3) Heier MS, Skinningsrud A, Paus E, et al.：Increased cerebrospinal fluid levels of nerve cell biomarkers in narcolepsy with cataplexy. Sleep Med 2014；15：614-8.
4) Kanbayashi T, Shimohata T, Nakashima I, et al.：Symptomatic narcolepsy in patients with neuromyelitis optica and multiple sclerosis：new neurochemical and immunological implications. Arch Neurol 2009；66：1563-6.
5) Nishino S, Sakurai E, Nevsimalova S, et al.：Decreased CSF histamine in narcolepsy with and without low CSF hypocretin-1 in comparison to healthy controls. Sleep 2009；32：175-80.
6) Kanbayashi T, Kodama T, Kondo H, et al.：CSF histamine contents in narcolepsy, idiopathic hypersomnia and obstructive sleep apnea syndrome. Sleep 2009；32：181-7.
7) Hartman AL, Vining EPG：Isolated Seizures and Epileptic Disorders. In：Irani DN, ed. Cerebrospinal Fluid in Clinical Practice. Philadelphia：SAUNDERS ELSEVIER；2009：127-34.
8) Bottiglieri T, Laundy M, Crellin R, et al.：Homocysteine, folate, methylation, and monoamine metabolism in depression. J Neurol Neurosurg Psychiatry 2000；69：228-32.
9) Engström G, Alling C, Blennow K, et al.：Reduced cerebrospinal HVA concentrations and HVA/5-HIAA ratios in suicide attempters. Monoamine metabolites in 120 suicide attempters and 47 controls. Eur Neuropsychopharmacol 1999；9：399-405.
10) Vasic N, Connemann BJ, Wolf RC, et al.：Cerebrospinal fluid biomarker candidates of schizophrenia：where do we stand?. Eur Arch Psychiatry Clin Neurosci 2012；262：375-91.
11) Ferrante E, Savino A, Sances G, et al.：Spontaneous intracranial hypotension syndrome：report of twelve cases. Headache 2004；44：615-22.
12) Chung SJ, Kim JS, Lee MC：Syndrome of cerebral spinal fluid hypovolemia：

clinical and imaging features and outcome. Neurology 2000 ; 55 : 1321-7.
13) Isobe C, Terayama Y : A remarkable increase in total homocysteine concentrations in the CSF of migraine patients with aura. Headache 2010 ; 50 : 1561-9.
14) Mizuno S, Mihara T, Miyaoka T, et al. : CSF iron, ferritin and transferrin levels in restless legs syndrome. J Sleep Res 2005 ; 14 : 43-7.
15) Earley CJ, Hyland K, Allen RP : Circadian changes in CSF dopaminergic measures in restless legs syndrome. Sleep Med 2006 ; 7 : 263-8.
16) Stiasny-Kolster K, Möller JC, Zschocke J, et al. : Normal dopaminergic and serotonergic metabolites in cerebrospinal fluid and blood of restless legs syndrome patients. Mov Disord 2004 ; 19 : 192-6.

〔太田浄文〕

APPENDIX

特殊検査項目提出先一覧

検査項目	提出先
14-3-3 蛋白, RT-QUIC 法	長崎大学大学院医歯薬学総合研究科医療科学専攻リハビリテーション科学講座　運動障害リハビリテーション分野（神経内科学）「佐藤研究室」 http://www2.am.nagasaki-u.ac.jp/prion-cjd/prion/
オレキシン（ヒポクレチン1）	秋田大学医学部神経運動器学講座　精神科学分野（精神科） http://www.med.akita-u.ac.jp/~seisin/research.html
結核菌 nested PCR	保健科学研究所 http://www.hkk.co.jp/kensa-db/detail.php?check_item=7552
JC ウイルス DNA PCR	国立感染症研究所　ウイルス第一部 第三室（神経系ウイルス室） http://www0.nih.go.jp/niid/ja/
らい菌 PCR, 病理検査	ハンセン病研究センター https://www0.niid.go.jp/niid/ja/lrc/
ヒストプラズマ抗体	千葉大学真菌医学研究センター　臨床感染症分野 http://clinical-r.pf.chiba-u.jp/reference ＊中枢神経系の真菌感染症はクリプトコッカス感染症以外では，培養の検出率が低く病原菌同定が困難になることがある。千葉大学真菌医学研究センターではヒストプラズマ症を始めとする真菌の PCR による検出を行っており，ヒストプラズマ症と同じく髄膜炎を起こしやすいコクシジオイデス症についても抗体測定可能なため真菌感染が疑われるが病原菌特定に至らない場合には相談してみるのがよい。
寄生虫関連検査	宮崎大学医学部　感染症学講座寄生虫学分野 http://www.med.miyazaki-u.ac.jp/parasitology/detail.htm
その他感染症検査（日本脳炎，ポリオ，狂犬病，インフルエンザ脳症，ライム病，ワイル病，ツツガムシ病）	地域ごとに設置されている衛生研究所 https://www.niid.go.jp/niid/ja/from-idsc/2152-phi/2343-chieiken.html または国立感染症研究所 https://www.niid.go.jp/niid/ja/
抗 MOG 抗体	東北大学大学院医学系研究科　多発性硬化症治療学寄付講座 http://www.ms.med.tohoku.ac.jp/aqp4ab.html

INDEX

和文

あ

アイザックス症候群（Isaacs syndrome） 92
アガロース電気泳動法 35
亜急性硬化性全脳炎（subacute sclerosing panencephalitis：SSPE） 68
亜急性連合脊髄変性症 117
悪性リンパ腫 113
アスペルギルス症 58
アトピー性脊髄炎 87
アミロイドβ（Aβ） 38
アミロイドアンギオパチー 122
アメーバ感染症 75
アメーバ脳膿瘍 75
アルツハイマー病（Alzheimer's disease：AD） 97,101
アルブミン 32
アンジオテンシン変換酵素（ACE） 39

い

一酸化炭素中毒 118
インターフェロンγ遊離試験（IGRA） 57
インフルエンザ脳症 70

う

ウイルス性髄膜炎 60
ウイルス分離 55
ウィルソン病（Willson's disease） 118
ウェルニッケ脳症 117
うつ病 126

え

エオタキシン-1 87

お

オリゴクローナルIgGバンド（OCB） 35
オレキシン（ヒポクレチン1） 40,125

か

外観 29
回虫症性脊髄症 76
可逆性脳血管攣縮症候群（reversible cerebral vasoconstriction syndrome：RCVS） 90
家族性アミロイド多発ニューロパチー（familial amyloid polyneuropathy：FAP） 110
合併症 14
カンジダ 58
カンジダ髄膜脳炎 59
癌性髄膜炎 37,114
肝性脳症 117

き

キサントクロミー 30,121,126
寄生虫感染症 75
急性散在性脳脊髄炎（acute disseminated encephalomyelitis：ADEM） 85
狂犬病 70
ギラン・バレー症候群（Guillain-Barré syndrome） 108
筋萎縮性側索硬化症 104
筋炎 125
筋強直性ジストロフィー 125
筋緊張性頭痛 126
筋ジストロフィー 125

く

くも膜下出血 121
クリプトコッカス 58

クリプトコッカス髄膜脳炎　58
クリプトコッカスネオフォルマンス抗原　58
グルタミン　117
グルテン失調症　91
クロウ・深瀬症候群（POEMS症候群）　110
群発頭痛　126

け
軽度認知障害（mild cognitive impairment：MCI）　101
結核性髄膜炎　56
血管性認知症（vascular dementia：VaD）　101
血小板減少　14
原発性アメーバ性髄膜脳炎　75

こ
抗GAD抗体　42
抗MAG抗体　109
抗MAG抗体関連ニューロパチー　109
抗NMDA受容体抗体　41
抗アクアポリン4抗体　84
抗ガングリオシド抗体　108
抗凝固療法　14
抗筋内膜抗体陽性　91
抗グリアジン抗体　91
抗血小板薬　14
抗サイログロブリン抗体　42,91
好酸球　76,87
好酸球性多発血管炎性肉芽腫症（eosinophilic granulomatosis with polyangitis：EGPA, churg-strauss syndrome）　110
後縦靭帯骨化症　31
抗体指数　54
硬膜外膿瘍　123
高齢者タウオパチー　102

さ
細菌性髄膜炎　55

サイトメガロウイルス　61
細胞形態　30
細胞数　30

し
シェーグレン症候群　89
嗜銀顆粒性認知症（dementia with grains：DG）　102
視神経脊髄炎（neuromyelitis optica：NMO）　84
シャルコー・マリー・トゥース病（Charcot-Marie-Tooth disease：CMT）　110
重症筋無力症　125
腫瘍マーカー　115
真菌感染症　58
神経原線維変化型老年期認知症（senile dementia of the neurofibrillary tangle type：SD-NFT）　102
神経膠腫　113
神経サルコイドーシス　88
神経スウィート病　87
神経痛性筋萎縮症（neuralgic amyotrophy）　109
神経梅毒　71
神経ベーチェット病　36,87
進行性核上性麻痺（progressive supranuclear palsy：PSP）　103
進行性多巣性白質脳症（progressive multifocal leukoencephalopathy：PML）　67
進行麻痺　73
深在性真菌症　34

す
髄液圧　29
髄液好酸球　88
髄液糖　32
水痘帯状疱疹ウイルス　61
髄膜癌腫症　114

スウィート病 88
頭痛 126
スティッフパーソン症候群（stiff-person syndrome） 92

せ

正常圧水頭症 101
瀬川病 105
脊髄空洞症 123
脊髄梗塞 123
脊髄小脳変性症 104
脊髄ヘルニア 31
脊髄癆 73
脊柱管狭窄症 123
脊椎硬膜外膿瘍 123
赤痢アメーバ 75
セルロプラスミン 118
セロトニン 104
セロトニン仮説 126
前頭側頭型認知症（frontotemporal dementia : FTD） 101

そ

総タウ蛋白（t-tau） 37,68,118,121
総ホモシステイン 35,117,126
蘇生後脳症 39

た

多系統萎縮症 104
多巣性運動性ニューロパチー（multifocal motor neuropathy : MMN） 109
多発性硬化症（multiple sclerosis : MS） 84
タリウムシンチ 114
単純ヘルペスウイルス 60
14-3-3 蛋白 39,68
蛋白 30
蛋白細胞解離 31,108

ち

中枢神経系血管炎（central nervous system vasculitis : CNS vasculitis） 90

つ

ツツガムシ病 74

て

低血糖脳症 118
低酸素脳症 39,117
低髄圧 29
鉄（Fe） 40,121,125,126
てんかん 125

と

銅 33
銅欠乏性脊髄症 33
統合失調症 126
等電点電気泳動法 35
糖尿病性ニューロパチー 110
ドーパミン 105
トキソプラズマ 74
トランスフェリン 41,126
トロサ・ハント症候群（Tolosa-Hunt syndrome） 92

な

ナルコレプシー 125

に

肉芽腫性アメーバ性脳炎 75
日光微塵 29
日本脳炎 64
乳酸 35,56,118,119
乳酸/ピルビン酸（L/P）比 35
ニューロパチー 108
尿毒症性脳症 117

ね

ネオプテリン 39,67,105,119

の

脳血管性パーキンソニズム 104
脳梗塞 121
脳出血 121
脳腫瘍 113
脳静脈血栓症 121
脳脊髄液減少症 29,126
脳表ヘモジデリン沈着症 125
脳有鉤嚢虫症 76

は

ノルアドレナリン 104
パーキンソン症候群 104
パーキンソン病（Parkinson's disease：PD） 103
梅毒 71
橋本脳症 91
破傷風 71
白血病 114
原田病 92
ハンセン病 71
ハンチントン病（Huntington's disease） 105
晩発性皮質小脳萎縮症 104

ひ

ビオプテリン 105
肥厚性硬膜炎 90
皮質基底核変性症（corticobasal degeneration：CBD, corticobasal syndrome：CBS） 103
ヒスタミン 125
ヒストプラズマ症 59
非全身性血管炎性ニューロパチー（nonsystemic vasculitic neuropathy） 109
ビタミン B_1 欠乏症 117
ビタミン B_{12} 欠乏症 117
ビッカースタッフ型脳幹脳炎（Bickerstaff brainstem encephalitis） 94
ピック病 101
ヒトヘルペス6型ウイルス 62
ヒポクレチン1 125
ピルビン酸 35,119

ふ

ファブリー病（Fabry disease） 118
フィッシャー症候群 108
フェリチン 40,121,125,126
副腎白質ジストロフィー 118
ブラッドパッチ 15
プリオン病 68
フローサイトメトリー 43,114
プロカルシトニン 56

へ

ペア血清 54
ペア検体 54
ベーチェット病 87
ヘルペス脳炎 60
ベル麻痺（Bell palsy） 69
片頭痛 35,126

ほ

放射性脊髄症 123
補正後髄液細胞数 16
ポリオ 70

ま

麻疹ウイルス 68
マダニ 73
マラリア 74
慢性炎症性脱髄性多発根ニューロパチー（chronic inflammatory demyelinating polyneuropathy：CIDP） 109
慢性髄液漏 30

み

ミエリン塩基性蛋白（MBP） 34
ミトコンドリア病（CPEO, MELAS, MERRF, Leigh脳症, LHON） 35,119

む

ムコール症 58
むずむず脚症候群 126

め

免疫グロブリン 32
メンケス病 33

も

モラレ髄膜炎（Mollaret meningitis） 69

や

薬剤性ニューロパチー 110

索引

ゆ
癒着性くも膜炎 31

よ
葉酸 119
腰椎穿刺後頭痛 14

ら
らい菌 71
ライム病ボレリア 73
ラムゼイ-ハント症候群（Ramsay Hunt syndrome） 70

り
リウマチ性髄膜炎 89
リウマトイド因子 90
リケッチア 74
リゾチーム 40,88
リボソームP抗体 89
良性頭蓋内圧亢進症 30
リン酸化タウ蛋白（p-tau） 38,97

る
ループス神経・精神障害 88

れ
レビー小体型認知症（dementia with Lewy bodies：DLB） 101
レプトスピラ感染症 73

わ
ワイル病 73
ワッセルマン反応 72

欧 文

A
αケトグルタル酸 117
αシヌクレイン 101
ACE 88
acute disseminated encephalomyelitis：ADEM 85
acute encephalopathy with biphasic seizure and reduced diffusion：AESD 62
ADA 34,57
ALB Index 32
Alzheimer's disease：AD 97
amphiphysin抗体 92
Aβ40 97
Aβ42 97
Aβ42/40 97

B
β-Dグルカン 34,58
Bell palsy 69
Bickerstaff brainstem encephalitis 94
β2ミクログロブリン（β2MG） 34,88,113

C
CA19-9 115
CA125 115
CASPR2抗体 91
CCL11 87
CD4/8比 33,88
CEA（癌胎児性抗原） 37,115
central nervous system vasculitis：CNS vasculitis 90
CF（保体結合反応）法 53
Charcot-Marie-Tooth disease：CMT 110
Chromosomally integrated human herpesvirus-6：CIHHV 6 64
chronic lymphocytic inflammation with pontine perivascular enhancement responsive to steroids（CLIPPERS） 93
chronic progressive external opthalmoplegia（CPEO） 119
CK 33,113
clinically isolated syndrome：CIS 85
CNSループス 36
corticobasal degeneration：CBD 103
corticobasal syndrome：CBS

索 引

CRP 56

D
dementia with grains：DG 102
dementia with Lewy bodies：DLB 101

E
EBウイルス 62,114
EIA（酵素免疫測定）法 53
eosinophilic granulomatosis with polyangitis：EGPA, churg-strauss syndrome 110

F
Fabry disease 118
familial amyloid polyneuropathy：FAP 110
FA法（蛍光抗体法） 53
frontotemporal dementia：FTD 101
FTA-ABS法 72
FTD 101
FUS proteinopathy 101

G
GAD抗体 92
GAD抗体価指数 42,91
GAD抗体陽性小脳失調症 91
GAD抗体陽性てんかん 91
GAD抗体陽性辺縁系脳炎 91
GCH1欠損症 105
GFAP 85,113
glioma 113
GPTCH 105
GTPCH遺伝子 105
GTPシクロヒドロラーゼ 105
Guillain-Barré syndrome 108

H
HHV6脳炎 63
HI（赤血球凝集抑制反応）法 53
5-HIAA 42,101,104,118
HIV-1関連遠位型感覚性多発ニューロパチー 65
HIV-1関連急性炎症性脱髄性多発ニューロパチー 66
HIV-1関連神経認知障害（HIV-1 associated neurocognitive disorders：HAND） 65
HIV感染症 65
HSV-2 69
HTLV-1関連脊髄症（HTLV-1 associated myelopathy：HAM） 66
5-HTP 105
Huntington's disease 105
HVA 42,101,104,118
HVA, MHPG, 5-HIAA 41

I
IgE 76
IgG-Index 32
IgG, IgA, IgM, IgE 32
IgG4-Index 90
IgG4関連疾患 90
IL-6 36,89,118,121
IL-8 118
IL-9高値 87
IL-10 36,113
Isaacs syndrome 92

J
JCウイルス 67

K
κ/λ比 43,114

L
LCCA 104
LDH 33,113
Leber's hereditary optic neuropathy：LHON 119
Leigh脳症 119
LGI1抗体 91

M
MBP 118,121
MHPG 101

索 引

MHPG の正常値 42
mild cognitive impairment：MCI 101
mitochondrial myopathy, encephalopathy, lactic acidosis and stroke like episodes：MELAS 119
MOG 抗体陽性視神経炎（MOG anti-body positive optic neuritis：MOGON） 84
Mollaret meningitis 69
multifocal motor neuropathy：MMN 109
multiple sclerosis：MS 84
myoclonus epilepsy associated with ragged-red fibers：MERRF 119

N
NAE 抗体 91
neuralgic amyotrophy 109
neuromyelitis optica：NMO 84
NH3 117
NMDA 受容体脳炎 91
nonsystemic vasculitic neuropathy 109
NSE 38,68,118
NT（中和反応）法 53

P
Parkinson's disease：PD 103
POEMS 症候群 110
progressive multifocal leukoencephalopathy：PML 67
PSA 115
progressive supranuclear palsy：PSP 103

Q
Q ALB 32
QFT-3 G 57

R
Ramsay Hunt syndrome 70
reversible cerebral vasoconstriction syndrome：RCVS 90
reversible posterior leukoencephalopathy syndrome：RPLS 118
RPR 法 72
RT-QUIC 法 68

S
SCA 104
senile dementia of the neurofibrillary tangle type：SD-NFT 102
sIL-2R 36,88,113
SLE 88
stiff-person syndrome 92
STS 法 72
subacute sclerosing panencephalitis：SSPE 68

T
T-SPOT 57
TDP43 proteinopathy 101
TNFα 117,118,121
Tolosa-Hunt syndrome 92
TPHA 法 72
TPLA 法 72
TPO 抗体 42,91
TPPA 法 72
TP 抗原法 72
traumatic tap 16,29

V
vascular dementia：VaD 101
VDRL 法 72
VEGF 37,110,113
VGKC 複合体抗体 92
VGKC 複合体抗体陽性脳炎（Morvan 症候群） 91
Vogt-Koyanagi-Harada disease 92

W
Wilson's disease 33,118

【監修者プロフィール】

水澤　英洋　Hidehiro Mizusawa

国立精神・神経医療研究センター　理事長
東京医科歯科大学　名誉教授・特命教授

東京大学医学部　昭和51年卒　医学博士
日本内科学会認定内科医
日本神経学会専門医
日本脳卒中学会専門医
日本認知症学会専門医
日本頭痛学会専門医
日本医師会認定産業医

【著者プロフィール】

太田　浄文　Kiyobumi Ota

JAとりで総合医療センター　神経内科科長

東京医科歯科大学医学部　平成16年卒　医学博士
日本内科学会総合内科専門医
日本神経学会専門医
日本脳卒中学会専門医

石原　正一郎　Shoichiro Ishihara

JAとりで総合医療センター　神経内科科長

東京医科歯科大学医学部　平成10年卒　医学博士
日本内科学会総合内科専門医
日本神経学会専門医

ⓒ2017　　　　　　　　　　　　　第1版発行　2017年10月13日

髄液検査データブック

監修　水澤英洋
著者　太田浄文・石原正一郎

（定価はカバーに表示してあります）

検印省略

発行者　　　　　林　　峰子
発行所　　株式会社 新興医学出版社
〒113-0033　東京都文京区本郷6丁目26番8号
電話　03(3816)2853　　FAX　03(3816)2895

印刷　三報社印刷株式会社　ISBN978-4-88002-406-6　郵便振替　00120-8-191625

- 本書の複製権・翻訳権・上映権・譲渡権・公衆送信権（送信可能化権を含む）は株式会社新興医学出版社が保有します。
- 本書を無断で複製する行為（コピー，スキャン，デジタルデータ化など）は，著作権法上での限られた例外（「私的使用のための複製」など）を除き禁じられています．研究活動，診療を含み業務上使用する目的で上記の行為を行うことは大学，病院，企業などにおける内部的な利用であっても，私的使用には該当せず，違法です．また，私的使用のためであっても，代行業者等の第三者に依頼して上記の行為を行うことは違法となります．
- JCOPY〈出版者著作権管理機構　委託出版物〉
本書の無断複製は著作権法上での例外を除き禁じられています．複製される場合は，そのつど事前に，出版者著作権管理機構（電話 03-3513-6969，FAX03-3513-6979，e-mail：info@jcopy.or.jp）の許諾を得てください．